김한수 박사와 함께하는

알기쉬운 고혈압 · 심장병 이야기

김한수 지음

셋째판

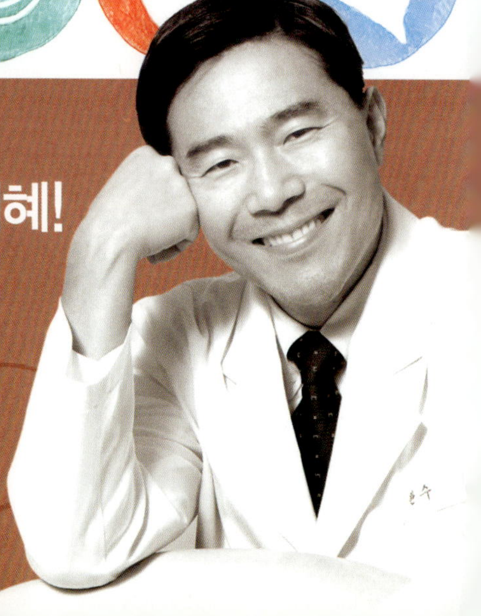

고혈압 · 심장병을 이기는 지혜!

우리나라 심장병 권위자인 김한수 박사와 함께
고혈압 · 고지혈증 · 심장병을 극복하고
예방하는 방법을 알아본다.

알기쉬운

고혈압·심장병 이야기(셋째판)

첫째판 1쇄 인쇄 | 2002년 5월 24일
첫째판 1쇄 발행 | 2002년 5월 30일
첫째판 11쇄 발행 | 2009년 10월 10일
둘째판 1쇄 발행 | 2010년 4월 8일
둘째판 2쇄 발행 | 2010년 10월 15일
둘째판 3쇄 발행 | 2013년 2월 10일
셋째판 1쇄 발행 | 2013년 7월 5일

지 은 이 김한수
발 행 인 장주연
편집디자인 이해인
표지디자인 이지선
발 행 처 군자출판사
등 록 제 4-139호(1991. 6. 24)

본 사 (110-717) 서울특별시 종로구 인의동 112-1 동원회관 BD 6층
Tel. (02) 762-9194/5 Fax. (02) 764-0209

ISBN 978-89-6278-769-6

정가 14,000원

김 한 수 박 사 와 함 께 하 는

알기쉬운 고혈압 · 심장병 이야기

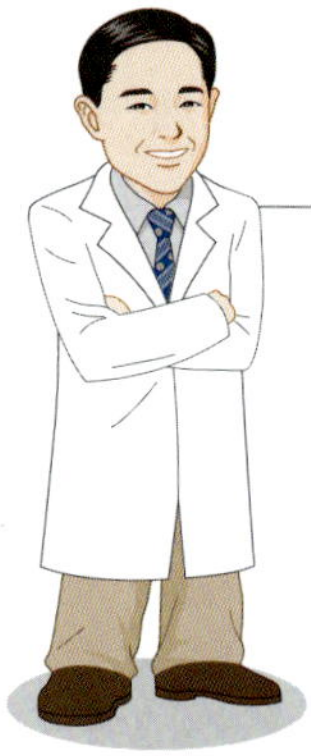

책을 내면서

우리나라에서 근래에 들어서 가장 빠른 속도로 증가하고 있는 병은 심장병입니다. 그리고 현재 가장 중요한 사망원인이 되는 것이 심장병, 뇌졸중 등 심장 혈관계 질환입니다. 그렇게 된 원인은 우리의 식생활 패턴이 지방질은 점점 많아지고 운동은 점점 하지 않는 방향으로 나가는 것이기 때문일 것입니다. 이에 반하여 미국이나 유럽에서는 최근에 심장병이 감소하는 추세를 보이고 있습니다. 그 이유는 심장병의 예방에 관하여 국가와 일반 사람들이 관심이 많고 예방사업을 효과적으로 하고 있기 때문입니다.

심장 혈관 질환의 특징은 많은 부분이 생활 습관과 밀접한 관계가 있다는 것입니다. 따라서 평소의 습관과 생활방식을 되돌아 보면서 혈관질환의 예방과 재발 방지를 위해 노력하는 것이 중요하다고 하겠습니다. 이와 관련해서 고혈압과 심장질환을 전공하는 심장내과 의사로서 나날이 발전하는 의학지식을 알기 쉽게 설명하는 것은 매우 중요한 임무라고 생각됩니다.

우리 주위를 돌아보면 고혈압이나 심장병을 갖고 있는 사람들이 많이 있습니다. 그동안 이러한 분들에게 해 주고 싶은 이야기들이 많이 있었습니다. 환자와 환자의 가족들을 보면서 늘 병에 대하여 자세히 설명해 주지 못해 미안한 마음이 있어 왔습니다. 진료가 바쁘기도 하였고 여유 있게 충분한 설명을 할 만한 여건이 되지 못한 것도 사실입니다. 그래서 늘 환자나 가족들에게 좋은 안내가 될 만한 지침서가 있으면 좋겠다고 생각해 왔습니다.

이 책에서는 외래 진료를 하면서 고혈압, 심장병이 있는 환자들이 알아야 할 내용, 그리고 그 분들의 질문에 미처 대답해 드리지 못한 여러 가지 내용을 가능한 빠짐없이 전달하고자 하였습니다. 글재주가 부족하여 내용이 딱딱하거나 읽기에 어려운 부분들도 있으리라 생각되나 넓은 아량으로 이해해 주기를 바랄 뿐입니다.

끝으로 책이 나오기까지 많은 격려와 조언을 주신 나의 가족들과 주위 친우들, 연세의대 세브란스병원과 아주의대 심장내과의 여러 동료교수들, 그리고 21세기내과병원의 동료의사들과 직원들께 진심으로 감사드립니다. 또한 이 책의 기획과 편집에 정성을 쏟아주신 군자출판사 직원분들께도 감사의 인사를 선합니다.

아무쪼록 이 책을 통해 얻은 지식으로 고혈압과 심장병을 예방하고 잘 관리하는 데 도움이 되기를 바라며 우리의 이 고귀한 생명을 좀 더 감사하며 활기차게 살기를 기원하는 바입니다.

김 한 수

CONTENTS

01장 고혈압

02장 고지혈증과 동맥경화증

03장 심장병에 관하여

04장 협심증

05장 심근경색증

06장 심장 판막증

07장 심부전증

08장 부정맥

09장 심장병과 관련된 문제들

10장 미래의 심장병 치료

01장

고혈압

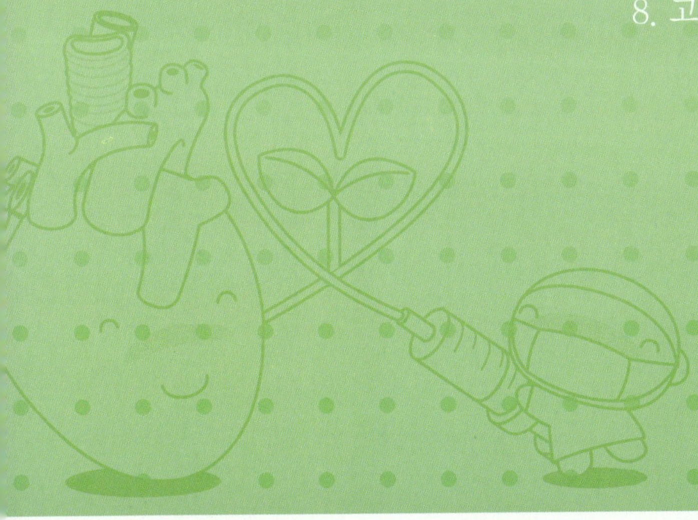

01_ 고혈압

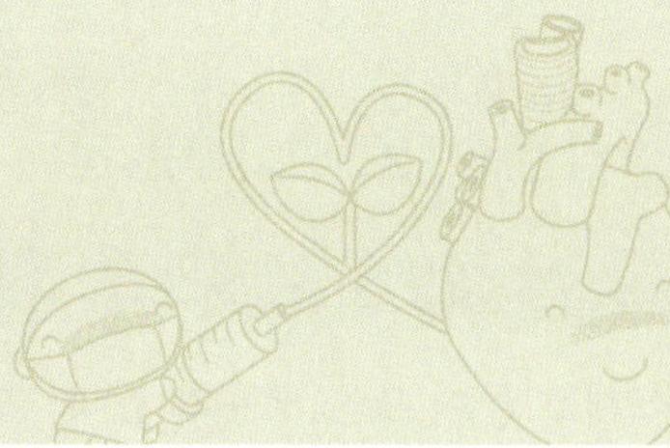

1. 고혈압이란?

✚ 혈압은 왜 있는가?

우리 몸의 각 조직과 장기들은 혈액 순환에 의해 끊임없이 산소와 영양분의 공급이 이루어지고 있다. 여기에는 심장이 가장 중요한 역할을 하고 있다. 심장은 마치 자동차의 엔진처럼 일정하게 박동을 유지하여 우리 몸에 혈액을 공급하게 되는데 전신에 혈액이 도달하려면 어느 정도의 압력이 유지되어야 한다. 이때 혈관 벽에 전달되는 혈액의 압력, 이것이 바로 혈압이다.

심장은 전신의 혈액을 받아 모아서 이를 다시 전신에 보내게 되는데 심장이 수축하여 동맥혈관에 피를 내보내게 될 때를 수축기, 심장이 전신의 혈액을 받을 때를 이완기 또는 확장기라고 한다. 따라서 수축기 때의 압력이 가장 높아서 최고 혈압이라고 하고 이완기 때의 압력이 가장 낮아 최저혈압이라고 한다.

혈압은 압력을 나타내는 mmHg라는 단위를 쓰며 수축기 혈압은 정상적으로 대개 120mmHg, 이완기 혈압은 대개 80mmHg 내외이다. 그러나 이 압력은 상황에 따라 수시로 변한다. 우리가 보통 혈압이 얼마에 얼마라고 말하는데 이는 수축기 혈압 얼마에 이완기 혈압 얼마라는 말이다. 혈압을 표시 할 때는 수축기 혈압을 쓰고 다음에 " / "를 하고 이완기 혈압을 표시한다. 예를 들면 120/80mmHg 또는 140/90mmHg 이라고 쓴다.

✚ 혈압은 수시로 변화하는 것

요즈음은 자동 혈압계가 많이 보급되어 있어서 환자들이 진료실 밖에서 혈압을 재고 들어 오는 경우가 많다. 그런데 많은 분들이 혈압이 잴 때마다 다르다고 어떤 것이 맞는 것이냐고 물어 오는 경우가 많다. 예컨데 처음에 잰 것이 145/95mmHg이었는데 조금 있다가 재니 135/85mmHg이라는 것이다. 이 두가지 혈압이 다 맞다. 즉 혈압은 수시로 변하는 것이다. 보통 10~15mmHg의 변화는 정상 범주로 간주한다. 우리의 마음상태, 긴장정도, 신경 쓰는 상태 등등에 의해 시시각각으로 변화하는 것이다. 아침에 일어나서 정상이던 혈압이 낮에 사람들과 신경 써서 이야기 하면 올라가고, 운동하고 있을 때도 올라가며, 쉬면 혈압이 다시 내려가고 잠 잘 때는 가장 내려가게 된다. 밤에 잠 자는 동안에는 정상적으로 수축기 혈압은 20mmHg, 이완기 혈압은 10mmHg 정도 내려간다. 가령 원래 낮에 평균적으로 120/80mmHg이던 사람은 잘 때에는 100/70mmHg 정도로 내려가게 되는 것이다. 하루 동안 오르내리는 혈압의 최고 높을 때와 낮을 때의 차이는 30mmHg 정도이다.

✚ 추운 날에는 혈압이 올라간다

추운 날씨에 우리 몸이 추워지면 열의 발산을 막기 위해 팔 다리의 말초 혈관들이 수축하게 된다. 따라서 혈압이 올라가게 되는데 특히 수축기 혈압인 최고혈압이 올라가게 되는 경우가 많다. 겨울철에 고혈압, 심근경색, 중풍이 더 많이 발생되는 것도 이와 연관이 있다.

✚ 평균혈압, 맥압이란?

혈압에는 심장이 수축하는 시기인 수축기 혈압(최고혈압)과 혈액을 받아들이는 시기인 이완기 혈압(최저혈압)이 있다고 앞에서 말한 바 있다. 평균혈압이란 수축기와 이완기에 걸친 혈압의 평균을 말한다. 심장의 이완기는 수축기의 2배에 해당하는 기간에 있기 때문에 평균혈압이란 다음과 같이 구한다.

$$\text{평균혈압} = \frac{\text{수축기(최고)혈압} + 2 \times \text{이완기(최저)혈압}}{3}$$

예를 들어, 최고혈압이 120, 최저혈압이 80이라면,

$\frac{120+2\times80}{3}$ = 93, 즉 93mmHg가 된다.

한편 맥압이란 수축기(최고)혈압과 이완기 혈압의 차를 말하며 나이가 많아짐에 따라 일반적으로 맥압이 증가한다. 최근의 연구에 따르면 맥압이 높은 환자일수록 협심증, 심근경색증 등 허혈성 심장질환의 위험이 높은 것으로 알려져 있다. 이는 맥압의 증가에 따라 이완기 혈압이 낮아지면 심장은 낮은 혈압부터 수축기의 높은 혈압까지 올려야 하므로 많은 운동을 해야 하는 부담 때문에 심부전이 발생하기 쉬울 뿐 아니라 혈관은 심장으로부터 강한 압력을 받기 때문에 손상이 초래되어 동맥경화가 잘 발생하는 것으로 지적되고 있다. 또 맥압의 증가로 인하여 이완기압이 감소되면 관상동맥으로 가는 혈류가 제대로 공급되지 않아 협심증이나 심근경색증이 발생하게 된다.

✚ 혈압은 어떻게 재나?

혈압은 보통 앉은 자세에서 측정하는데, 긴장하거나 심리적으로 불안한 상태에서는 혈압이 정확히 나오지 않기 때문에 심호흡을 하면서 약 5분간 안정된

상태에서 측정하는 것이 좋다. 환자는 측정전 30분부터 금연하고 커피를 마시지 말아야 한다. 팔과 혈압계의 위치가 심장과 비슷한 위치에서 측정하고 2분 간격으로 2회 이상 측정하여 그 평균치를 구한다. 1차와 2차 혈압이 10이상 차이가 나면 3차로 측정한다. 대개 1차 혈압이 2~3차 보다 높기 때문에 이것을 제외하고 2~3차 혈압의 평균치를 측정하는 것이 좋다.

혈압은 양쪽 팔에서 측정하여 10 정도 차이 날 수 있으며 높은 쪽의 혈압을 택하고, 그 이상 차이가 나면 혈관 협착 등 다른 질병의 동반을 생각해 보아야 한다. 측정은 가급적 수은 혈압계로 하는 것이 좋으나 최근에 검증된 전자혈압계도 사용할 수 있다.

혈압을 올바로 재는 방법

- 혈압 측정 전 30분 동안은 흡연이나 카페인의 섭취를 금한다.
- 혈압 측정은 최소 5분 이상의 휴식 후에 시행한다.
- 등을 기대고 앉아 팔을 걷어올린 후에 심장과 같은 높이로 유지한다.

✚ 혈압계의 종류

혈압계는 오랫동안 수은을 이용한 수은주 혈압계를 사용하여 왔으나 요즈음에는 가정에서 디지털 자동 혈압계를 갖고 있는 경우가 많아서 이에 관해 궁금해 하는 사람이 많아졌다.

(1) 수은주 혈압계

병원에서 주로 사용하는 혈압계로 가장 오래 사용하여 왔다. 손으로 고무공에 있는 공기를 밀어넣고 수은 기둥의 높이로 혈압을 재는 혈압계이다. 청진기를 위쪽 팔의 안쪽에 대고 혈관에서 맥박음을 들으면서 압박대를 공기를 밀어 넣어 조여 가면서 최고/최저 혈압치를 수은주의 눈금으로 읽는다.

이 혈압계는 구조가 비교적 단순하고 오차가 발생할 여지가 적기 때문에 표준이 되는 혈압계로 병원이나 의료기관에서 주고 사용되고 있다. 그러나 크기가 크고 휴대하기 불편하며 측정하는 사람이 전문인이어야 하는 문제가 있다.

(2) 디지털 자동 혈압계

요즈음 환자들이 집안에 많이 가지고 있는 혈압계이다. 혼자서도 아무때나 잴 수 있기 때문에 편리하다. 마이크로폰이 내장된 압박대를 위쪽 팔에 감고 대부분 자동으로 압박대가 조여 지게 된다. 마이크로폰이 있어서 지정된 맥박음만 감별하기 때문에 청진기가 필요 없고, 최고와 최저 혈압이 숫자로 표시되어 나온다. 대개 맥박을 동시에 측정하도록 되어 있다.

이 혈압계는 측정하기에 간편하지만 표준 혈압계에 비하여 수축기 혈압은 높게, 이완기 혈압은 낮게 측정되는 경향이 있다. 따라서 혈압계를 사용할 때는 표준이 되는 수은주 혈압계와 수치를 비교하면서 각각의 디지털 자동 혈압계의

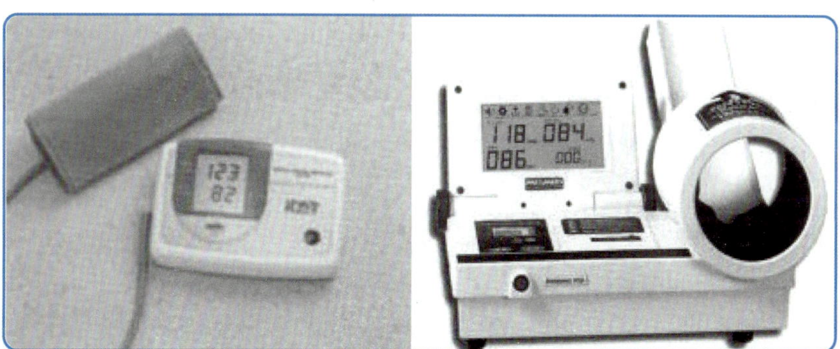

그림 1-1 | 여러 종류의 디지털 자동 혈압계

특징을 파악한 다음 사용하는 것이 좋다.

(3) 24시간 자동 혈압 측정계

혈압은 수시로 변하는 특징을 갖고 있다. 낮과 밤이 다르고 감정상태나 운동 정도에 따라 다르다. 또한 '흰 가운 고혈압' 이라고 하여 평소에 혈압이 높지 않다가도 병원에 와서 흰 가운 입은 의사나 간호사만 보면 혈압이 높아지는 경우도 있다. 원래 정상적으로 밤에는 혈압이 10mmHg 정도 내려가야 하는데 내려가지 않거나 오히려 올라가는 경우도 있다.

이와 같이 수시로 변화하는 혈압의 패턴을 알기 위한 것이 24시간 자동 혈압 측정계이다. 이것은 손바닥 만한 컴퓨터 기록기를 몸에 지니고 다니면서 10분 내지 20분 간격으로 자동으로 혈압을 재도록 되어 있어 하루 중의 혈압의 변화를 한눈에 알아 볼 수 있는 장치이다.

✚ 고혈압이 왜 중요한가?

(1) 고혈압은 흔한 대표적인 성인병

고혈압은 심장 혈관계 질환뿐 아니라 인간의 전체 질환 중에서도 가장 흔한 병으로 성인 인구의 약 20%가 이 병을 가지고 있다. 또한 고혈압은 나이가 증가할수록 더 많이 나타나서 한 연구에서 60세 이상에서 35%가 고혈압을 갖고 있다고 하였으니 대표적인 성인병인 것이다. 국내에서도 성인의 경우 약 15%가 고혈압이 있는 것으로 알려져 있으며 경제 및 사회적으로 서구화, 선진화되면서 가족 중에서 고혈압 환자가 없는 경우가 드물 정도가 되었다.

(2) 고혈압은 별로 증상이 없는 것이 문제이다

고혈압 자체로는 거의 증상이 없다. 감기라면 심해지기 전에 코가 간질거려

재채기를 한다든가 몸이 오싹오싹한다든가 하는 증상이 있어 감기에 걸릴 것이라는 예상을 할 수 있지만, 고혈압에는 특이한 증상이 없다.

회사의 중역 간부인 K씨는 얼마 전 갑자기 물체가 둘로 보여 병원에 내원하게 되었다. 여러 가지 검사에서 K씨는 망막출혈이 있었고 혈압이 180/110 이었다. 그때 까지 K씨는 본인이 혈압이 높은지 알지 못하였던 것이다. 이와 같이 고혈압은 뚜렷한 증상이 없이 지속되어 그로 인한 합병증이 나타나고 나서야 알게 되는 일이 많다.

고혈압이 증세가 있다면 뒷목이 뻣뻣하거나 두통, 어지러움증 그리고 피로한 증상 등이 있는데 이런 증상들은 정상인에서도 흔히 볼 수 있는 비특이적인 증상들이다. 보다 중요한 것은 대부분의 고혈압 환자들에서 별 증상이 없으며 우연히 또는 정기 신체검사에서 발견되는 경우가 대부분이라는 것이다.

2. 고혈압의 진단은 정확한 혈압의 측정에 의해

미국고혈압합동위원회는 매 4년마다 고혈압 진단 및 치료지침을 공표하고 있으며 많은 나라에서 자기나라 사정에 따라 약간 변형된 치료지침을 마련하고

혈압의 분류

분류	수축기 혈압(mmHg)	이완기 혈압(mmHg)
정상	120 미만	80 미만
고혈압 전 단계	120 ~ 139	80 ~ 89
1단계 고혈압	140 ~ 159	90 ~ 99
2단계 고혈압	160 이상	100 이상

있다. 한편 유럽고혈압학회와 국제고혈압학회는 공동으로 고혈압 진단 및 치료지침을 마련하여 3년마다 공표하고 있다.

세계보건기구(WHO)는 최고혈압이 140(mmHg) 이하, 최저혈압이 90 이하일 때를 정상혈압이라고 정의하고 있다. 최고혈압이 140~160, 최저혈압이 90~95일 경우는 경계성 고혈압이라 부르며, 최고혈압이 160 이상이거나 최저혈압이 95 이상일 때를 고혈압이라고 정의한다.

그러나 최근의 미국 고혈압 합동위원회의 6차 보고에 의하면 보다 훨씬 적극적으로 고혈압을 정의한다. 정상 또는 이상적 혈압은 최고혈압이 120 그리고 최저혈압은 80 이하이다. 정상혈압은 최고혈압이 130 이하 그리고 최저혈압 85 이하이다. 그리고 최고혈압 130~139, 최저혈압 85~89를 정상범위 고혈압으로 하였고, 1도 고혈압은 149~159와 90~99, 2도 고혈압은 160~179와 100~109, 그리고 3도 고혈압은 각각 180 이상과 110 이상으로 분류하였다.

3. 고혈압의 종류

고혈압은 왜 생겼는지 그 원인을 정확히 알 수 없는 경우가 대부분이다. 고혈압을 원인에 따라서 분류를 해보면, 첫째, 원인을 명확히 집어낼 수 없는 대부분의(약 90~95%) 고혈압을 일차성 또는 본태성 고혈압이라 하며, 둘째, 명확한 원인이 발견되는 경우를 이차성 고혈압이라고 하는데 전체 고혈압 환자의 5~10% 정도가 해당된다.

이차성 고혈압의 명확한 원인으로는 신장질환, 신동맥협착증, 여성 호르몬이 들어있는 피임약 복용, 그외 혈압을 높이는 호르몬을 분비하는 내분비 질환들이 있다. 따라서 이차성 고혈압의 경우는 그 원인이 제거될 수 있는 경우, 완치될 가능성이 있기 때문에 의심이 될 경우 반드시 그 원인을 규명해야 한다.

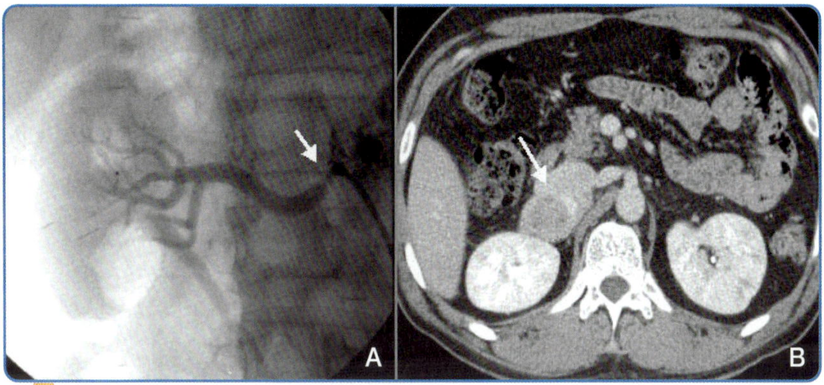

그림 1-2 | 이차성 고혈압의 원인들
A : 신장으로 가는 혈관이 좁아져 있다. 신동맥 협착증, B : 부신피질 종양

이차성 고혈압이 의심되는 경우

- 나이가 너무 젊거나 많다(20세 이전 또는 50세 이후에 발병).
- 혈압이 너무 높다(180/110mmHg 이상).
- 말초 장기 손상의 증거가 있다(고혈압으로 인한 합병증이 생겼음을 의미한다).
- X-ray나 심전도상 심장 비대 소견
- 복부에서 잡음이 청진됨
- 혈압 치료제에 잘 반응하지 않는다.
- 잘 조절되던 혈압이 갑자기 올라가기 시작한다.

4. 고혈압은 왜 생기나?

✚ 고혈압은 유전되는가?

한 연구에 따르면 부모가 모두 고혈압이면 그 자녀도 고혈압일 확률이 70 퍼센트에 달한다고 한다. 고혈압 체질을 물려 받는다는 말이다. 같은 연구에서 아버지나 어머니의 어느 한 쪽이 고혈압인 경우에는 자녀가 고혈압일 확률이 30 퍼센트임이 밝혀졌다.

고혈압은 단지 한가지의 유전자에 의해 발생되고 유전되어 내려가는 고전적인 멘델의 법칙을 따르지 않는다. 이와는 달리 여러 가지의 유전자와 생활환경이 복합적으로 작용하여 생긴다고 보는 것이 옳다. 이는 마치 열쇠의 복잡한 요철부위가 열쇠구멍에 서로 맞아 문이 열리는 것과 비슷하다고 할 수 있다.

이와 같이 고혈압은 유전적 요인을 가진 사람이 가족구성원 간에 동일한 환경과 생활습관을 같이 공유하고 있는 상황에서 발생한다고 할 수 있겠다. 그러므로 아버지 어머니 양쪽이나 어느 한쪽이 고혈압인 사람은 자신을 포함하여 먹는 식생활과 생활환경을 한번 돌아볼 필요가 있는 것이다.

✚ 짜게 먹는 사람이 고혈압 잘 생긴다

혈압을 올리는 원인이 직접적으로 밝혀져 있는 것은 아니지만 식생활 습관이나 스트레스가 혈압을 올리는 것은 분명하다. 고혈압으로 되는 것은 마치 '열쇠 이론' 으로 설명하기도 한다. 이는 마치 열쇠에 있는 여러 형태의 요철 부위가 열쇠구멍에 맞을 때 열리는 것처럼 한 가지의 요인이 작용하는 것이 아니라 여러 가지의 요인들 즉 유전적 소인, 짜거나 기름진 음식을 많이 먹는 식습관, 스트레스 등이 잘 작용하여 고혈압의 발생에 영향을 미치게 되는 것이다.

이 중 가장 위험도가 큰 것으로 알려져 있는 것이 염분이다. 이 염분은 신장에서 수분을 흡수하도록 하여 몸에 전체적으로 수분 양을 증가시키는 역할을 한다. 실제로 일본에서 고혈압이 많이 나타나는 지방에서는 염분의 섭취가 일반인에 비하여 거의 두 배에 해당한다고 알려져 있기도 하다. 따라서 고혈압 치료에서 식습관의 변화와 함께 중요한 것이 짜게 먹지 않는 것이다.

✚ 비만은 고혈압, 당뇨, 동맥경화의 중요한 원인이다

요즈음에 점점 우리나라에서 문제가 되고 있는 비만은 현대 성인병의 주된 원인이라고 할 수 있다. 고혈압의 경우도 예외는 아니어서 혈압이 높은 사람 중에 뚱뚱한 비만이 많은 것이 사실이다.

과거에는 비만, 고혈압, 당뇨, 고지혈증, 동맥경화증 등이 별개의 문제로 생각하였으나 요즈음에는 이러한 문제들이 따로따로 생긴 문제들이 아니라 서로 깊은 연관 관계를 가진 문제로 인식되고 있다. 이것을 '대사성 증후군(metabolic syndrome)' 이라고 부르기도 한다.

비만 중에서도 지방질이 많은 복부 비만이 문제가 된다. 지방질 특히 콜레스테롤이 많으면 혈관의 안쪽 벽에 부착하게 되어 혈관에 탄력성이 없어지고 혈관의 통로를 가늘게 하여 동맥경화증을 진행하게 한다. 이 동맥경화증이 심해지면 혈압도 올라가서 고혈압을 일으키고 또 다시 고혈압은 동맥경화증을 악화시키는 등 악순환을 되풀이 하게 된다.

5. 고혈압의 증상과 합병증

고혈압은 뚜렷한 증상이 없는 경우가 많다. 고혈압은 혈압이 높아서 서서히 합병증을 일으켜서 그때서야 증세를 나타내는 것이 큰 문제이다. 오히려 초기에 증세가 나타나서 문제가 심해지기 전에 치료를 서두르는 것이 훨씬 안전하기 때문이다.

고혈압이 오래되지 않은 사람에서 뒷머리가 땡기고 아픈 수가 있다. 혈압이 아주 갑자기 높아지면 의식이 혼미해지고 경련을 일으키는 수도 있으나 이러한 경우는 매우 드물다. 때로는 코피가 멎지 않아서 병원을 찾았는데 고혈압이라는 것을 처음 알았다는 사람들도 많다.

간혹 머리가 항상 띵하고, 어지럽고, 손발이 저리는 것을 고혈압의 증세로 알고 그 때마다 고혈압 약을 가끔 먹는 사람들이 있다. 실제로는 이러한 증세가 고혈압으로 나타나는 것은 드물고 또한 고혈압 약은 가끔 먹는 것이 아니다.

고혈압을 제대로 치료하지 않고 방치하면 동맥경화증을 발생시킨다. 이 고혈압으로 인한 동맥경화증은 혈관이 있는 곳 어디에나 생길 수 있다. 다음은 고혈압으로 인해 발생할 수 있는 합병증 들이다.

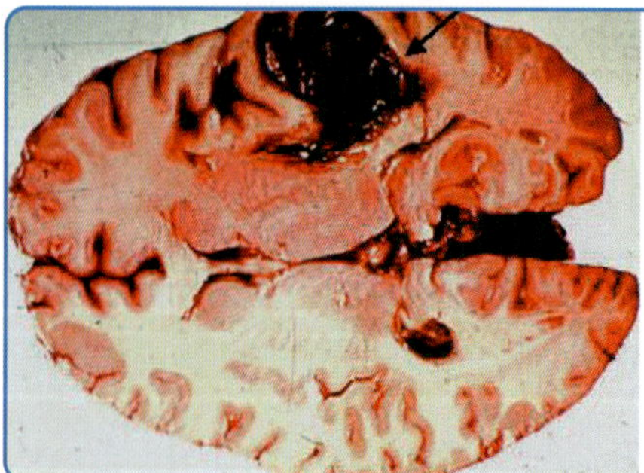

그림 1-3 | 고혈압으로 인한 뇌출혈

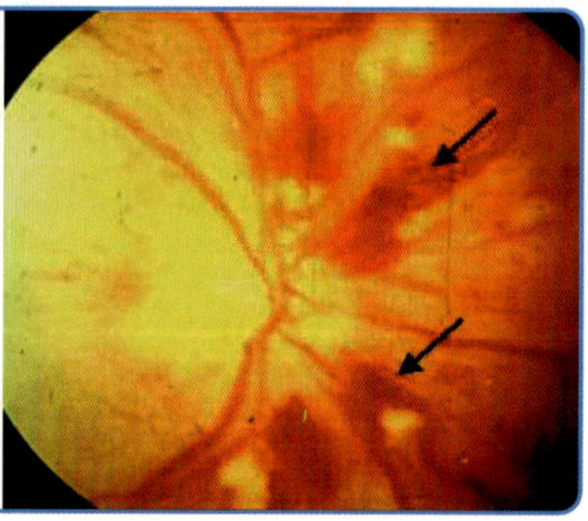

그림 1-4 | 망막출혈(붉은색)

- **뇌졸중(중풍)** : 우리나라 사람들에게 가장 많은 고혈압의 합병증이다. 고혈압에 의한 뇌졸중은 뇌출혈과 뇌경색 다 올 수 있다. 이 뇌졸중은 반신불수 등의 심각한 장애를 초래하기 때문에 후유증이 큰 문제이다.
- **심부전증** : 혈압이 높은 상태에서 오래되면 심장기능이 떨어져서 심부전증이 된다. 심부전증이 되면 폐와 다리에 수분이 차서 호흡곤란과 부종이 있게 된다.
- **협심증과 심근경색증** : 고혈압은 동맥경화증을 유발하고 동맥경화증이 진행되면 심장혈관인 관상동맥이 막히거나 좁아지게 된다. 따라서 협심증이나 심근경색증이 발생하게 되는 경우가 있다.
- **만성 신장기능 부전증** : 혈압이 높아서 신장에 손상을 주기 때문이고 신장이 나빠지면 혈압이 더 올라가 악순환이 계속된다.

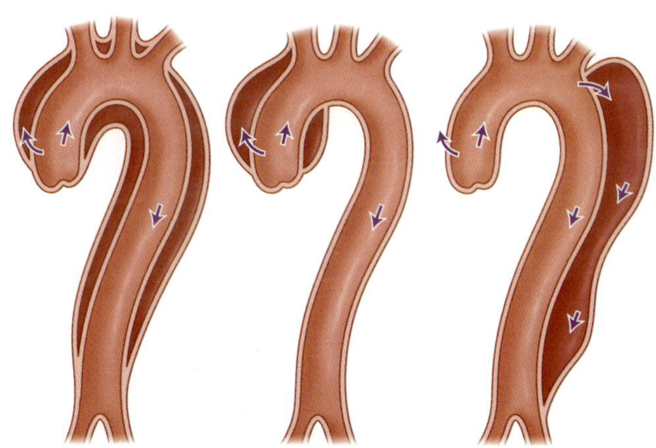

그림 1-5 | 여러 형태의 대동맥 박리증

- **눈의 망막출혈** : 눈이 있는 안구의 망막에는 미세한 혈관이 잘 발달되어 있는데 이곳에 출혈이 생긴다.
- **대동맥류와 대동맥 박리증** : 동맥류란 동맥 혈관이 꽈리처럼 늘어나는 것을 말한다. 이 동맥류는 혈관이 동맥경화증에 의해 약해졌을 때 약해진 혈관이 고혈압에 의해 늘어나서 발생한다. 주로 가슴이나 복부의 대동맥에 생긴다. 대동맥 박리증은 대동맥 벽이 혈압에 의해 2개로 분리되면서 찢어지는 것을 말한다. 이것이 대동맥 벽 바깥으로 찢어진다면 사망하게 되기 때문에 위험한 병이다. 이 병은 가슴에 통증으로 오기 때문에 심근경색증과 구별이 어려울 때도 있다.

6. 고혈압 치료를 위한 생활요법

고혈압의 치료는 혈압을 낮춤으로서 심장혈관질환의 발생을 줄이자는 것이지만 실제로는 심장혈관질환을 촉진시키는 다른 원인들을 같이 제거 함으로써 이들의 발생을 가장 작도록 하자는 것이다. 따라서 고혈압이 있는 환자에서 흡연, 비만, 당뇨, 고지혈증이 있는 경우에는 이들의 치료를 같이 해야만 한다.

실제로 고혈압 환자는 정상혈압을 갖은 환자보다 당뇨병에 대한 소질이 매우 높다. 약 2배 정도의 위험성이 있다. 또한 고지혈증이 있는 경우가 많고 비만이 동반된 경우도 많다. 이러한 경우엔 혈압을 조절하는 것도 중요하지만 다른 동반된 위험인자를 조절하는 것이 매우 중요하다.

고혈압이 있다고 무조건 약을 먹어야 한다거나, 고혈압 약을 먹기 시작하면 예외 없이 평생을 약을 먹어야 하는 것은 아니다. 생활습관을 개선함으로써 고혈압의 발생을 예방할 수 있고, 생활습관의 개선만으로 혈압을 조절할 수도 있으며, 고혈압 약을 복용하는 중에도 생활습관이 개선되면 약제의 용량을 줄이거나 아예 중단할 수도 있다. 생활습관의 개선은 약제를 사용하는 경우에도 반드시 이루어져야 한다.

그런데 문제는 이들 위험인자들은 개인의 성격, 오랫동안의 생활습관 등에 뿌리박고 있기 때문에 환자 자신이 충분히 그 필요성을 인정하여 적극적으로 개선하려고 노력하지 않는 한 제거하기 어렵다는 것이다.

✚ 체중을 조절하라

비만한 사람은 조금이라도 몸을 움직이면 숨이 가빠지고 혈압이 오르게 된다. 비만한 사람들이 반드시 고혈압은 아니지만 고혈압이 비만한 사람에서 많다는 것도 사실이다.

체중을 줄이면 대부분의 고혈압 환자에게서 어느 정도 혈압이 떨어지게 되는데, 이는 혈장량의 감소, 심박출량의 감소에 따르는 심박동수의 감소와 혈중 콜레스테롤의 감소와 연관되어 있다.

또한 비만 중에서도 소위 '배불뚝'이라는 복부비만이 더 문제가 되는데 이는 대부분 지방이 배 부위나 내장에 너무 많이 축적되어 나타나는 현상이다. 대개 배꼽이 있는 부위인 허리둘레를 재서 남자에게서 98cm 이상, 여자에게서는 85cm 이상이면 고혈압, 고지혈증, 당뇨병의 위험과 관동맥질환의 사망률과 관련되어 있다.

그러나 단기간에 체중을 줄이거나 혈압을 내리면 몸의 균형이 무너져서 몸에 이상이 생길 수 있다. 또한 극단적인 다이어트로 인한 영양실조가 될 수도 있다. 따라서 10kg 정도의 체중을 줄이고자 목표한다면 4~5개월 정도의 기간을 잡고 차분하게 지방성분을 주로 줄이는 노력이 필요할 것이다. 한 달에 2~3kg 정도의 무리 없는 체중 감량이 적당하다.

체중 1kg을 줄이고자 할 때 지방조직의 수분 함량을 20%라고 하면 7200kcal를 소모하여야 한다. 따라서 주당 1kg, 월 4kg을 줄이려면 하루 1000kcal을 덜 섭취하여야 한다. 일반적으로 체중조절을 위한 식사요법은 남자 1500kcal, 여자 1200kcal로 시작하는 것이 좋다.

바람직한 체중을 초과한 모든 고혈압 환자들은 섭취하는 칼로리를 제한하고 신체의 활동량을 늘이는 체중 조절 프로그램을 실천해야 할 것이다.

✚ 적절한 식사요법

(1) 짠 음식을 피한다

과도한 염분섭취가 혈압의 상승에 기여하는 것은 잘 알려져 있다. 염분 섭취량에 따른 혈압의 반응은 매우 다양하나 흑인, 노인인 고혈압이나 당뇨병 환자들은 보통 사람들에 비하여 염분 섭취량에 대한 혈압의 반응이 더 민감하다.

보통 사람들의 하루 식염 섭취량은 평균 18g인 반면 일본의 고혈압 다발 지역으로 유명한 일본 아키다 지방에서의 고혈압 환자의 하로 식염 섭취량은 무려 33g 이라고 한다. 유럽 사람들의 하루 식염 섭취량은 평균 10g, 일본인이 12g 인 데 비해 우리나라는 15~20g으로 추정되고 있다.

염분섭취 제한의 목표는 하루에 소금을 6g 이하로 섭취하도록 하는 것이다. 임상시험에서 4.5~6.0g으로 줄인 식사를 하였을 때 수주 또는 수년간 혈압을 떨어뜨리는 것을 증명하였다. 이 효과는 노인성 고혈압에서 현저하였다.

여러 임상연구 들에서 중등도의 저염식이 혈압약의 사용을 줄이고 이뇨제로 인한 칼륨의 소모를 줄이며 칼슘의 요배설을 줄임으로써 골다공증과 신장 결석을 예방하는 데도 긍정적인 효과를 제시하고 있다.

(2) 가공식품, 인스턴트 식품을 가급적 삼가 한다

식염 섭취의 75%는 가공 식품에서 유래한다. 따라서 가공식품, 패스트 후드점에서의 음식은 가능한 삼가는 것이 좋다.

음식은 뜨거울 수록, 설탕을 많이 쓸수록 짠맛이 덜 느껴지는 것이 일반적이다. 식초 사용량을 늘리면 간장의 사용량을 줄일 수 있다. 양식에서는 식탁 소금을 사용하지 않으면 8g 정도의 목표를 쉽게 달성할 수 있으나 우리의 식습관으로는 너무 싱거우면 비위를 상하게 할 수도 있으니 12g 정도로 줄이는 것이 밥맛을 잃지 않는 최소 한도일 것이다.

(3) 신선한 과일, 야채를 많이 섭취한다

신선한 과일, 야채에는 칼륨 성분이 많이 들어 있는데 이러한 칼륨을 다량 섭취하면 고혈압의 발생을 예방하고 고혈압 환자의 혈압 조절에 도움을 줄 수 있다. 그러므로 신선한 과일, 야채 등 식품으로 적정량의 칼륨 섭취(하루 50~90mmol)를 유지하도록 할 것이다.

식이요법만 잘하면 고혈압을 완치할 수 있다고 믿는 것은 문제가 있다. 단순한 식이요법 만으로 줄일 수 있는 혈압은 약 5mmHg이며 체중조절과 운동을 겸하면 10~15mmHg 정도의 혈압 강하 효과를 기대할 수 있다. 고혈압의 분류

고혈압에 좋은 식사 방법은

- 첫째, 짠 음식을 피한다.
- 둘째, 짠 맛을 원하면 대용소금이나 무염 간장을 사용한다.
- 셋째, 가공식품, 인스턴트 식품을 가급적 삼가 한다.
- 넷째, 신선한 과일, 야채를 많이 섭취한다.

상 높은 정상(130~139/85~89)이나 제1기 고혈압(140~159/90~99)은 이러한 비약물 요법인 생활개선으로 치료할 수 있다.

(4) 과도한 음주의 절제

매일 30g 이상의 알코올(소주 한병 이상)을 마시는 술꾼에게 고혈압이나 뇌졸중의 발생 빈도가 높다는 것은 잘 알려진 사실이다. 그 이하의 알코올 섭취는 고혈압의 발생에 큰 영향을 주지 않는다.

소량의 음주자는 비음주자보다 혈압이 낮다는 보고도 있다. 혈압과 알코올 섭취량 사이에는 J형 곡선관계가 있다고도 한다. 알코올을 매일 35~40g 마시고 있는 사람이 음주량을 80% 감량하면 1~2주 사이에 수축기 혈압이 5mmHg 떨어진다. 알코올 섭취가 과다한 열량의 근원이 된다는 것 이외에는 금지할 필요는 없고 소량의 음주마저 끊어야 하는 것을 아니지만 다량의 연일 음주는 피해야 한다.

✚ 운동요법

운동에는 우리 몸의 대사 과정 중에 산소를 이용하느냐의 유무에 따라 무산소 운동과 유산소 운동으로 나눈다. 무산소 운동에는 역기들기 등 무거운 것 들기, 당기기, 팔 굽혀 펴기, 스트레칭 운동 등이 있고, 유산소 운동에는 달리기, 조깅하기, 걷기, 수영, 자전거 타기, 에어로빅 등이 있다. 고혈압 환자에게는 무산소 운동은 오히려 혈압을 올릴 수 있어 해롭고 유산소 운동이 좋다.

규칙적인 유산소 운동은 적절한 체중감소 효과와 함께 심장 혈관 질환의 사망률과 전체 사망률을 낮춘다.

운동을 하기 전에 어떤 운동을 어느 정도로 해야 하는 지를 정하는 것이 중요하다. 이때는 의사나 운동 전문가와 상의하여 신체적 검진을 하고 운동을 못 할 만한 금기사항이 있는 지를 확인한 다음 운동부하검사로 운동 능력을 측정한다. 그 결과를 토대로 운동의 내용과 강도를 결정한다.

운동은 단기간에 무리해서 하는 것 보다 오랫동안 지속적으로 하는 것이 중요하다. 운동의 강도도 심한 것 보다는 심하지 않은 유산소 운동으로 하고 하루 적어도 20~30 분 이상 하는 것이 바람직하다. 또한 최소한 일주일에 3회 이상은 해야 심폐 기능을 유지하고 운동의 효과를 기대할 수 있다.

✚ 금연은 필수적

최근에 와서 우리나라에서도 금연에 대한 열풍이 불어 늦은 감이 있지만 그나마 다행이다. 아마도 몇몇 연예인들 특히 "이주일 신드롬"의 영향이 클 것이다. 사실 우리나라 성인 남성의 흡연율은 65%로서 세계 최고 수준이며, 근래에 청소년과 여성 흡연율이 급증한 것도 사실이다.

흡연은 심장혈관질환의 가장 강력한 위험인자이며 어떠한 형태의 담배라도 피하여야 하는 것은 필수적이다. 흡연시마다 혈압이 올라가며 흡연을 지속하는 사람은 혈압하강제에 의한 혈압의 하강효과도 흡연하지 않는 사람에 비하여 감소되어 있다는 연구결과도 있다.

7. 고혈압의 약물치료

일반적으로 약 3개월간의 비약물 치료인 생활개선, 운동요법 및 식사요법에도 불구하고 지속적으로 최고 혈압이 140mmHg 이상이거나 최저 혈압이 90mmHg 이상일 때는 약물치료를 시작하는 것이 좋다. 고혈압이 제2기나 제3

기일 때는 비약물 치료와 더불어 약물치료를 받아야 한다.

고혈압 환자 들은 대개 증상이 없는 경우가 대부분이기 때문에 약을 복용하도록 권하면 부담을 가지는 경우가 있다. 또한 약이 해로울 것이라는 생각과 한번 고혈압 약을 복용하기 시작하면 평생 먹어야 한다는 생각 때문에 고혈압 약을 거부하기도 한다. 그러나 고혈압을 그냥 두면 서서히 합병증이 발생하고 나중에 돌이키기 어려운 상황이 올 수도 있다. 요즈음 병원에서 사용하는 고혈압 약 들은 부작용이 없고 안전한 약 들이므로 약에 대한 불안감은 가지지 않아도 된다.

혈압을 떨어뜨리는 약에는 여러 가지가 있다. 국내에 나와 있는 약제들도 약 70여 종류가 있다. 각 약물마다 혈압을 떨어뜨리는 효과도 다르고 사용해야 하는 경우도 다르다. 따라서 자신에게 맞는 혈압 약을 잘 선택하는 것이 중요하다. 또한 한가지 약 만으로 혈압이 잘 조절되지 않으면 두 가지 이상의 약을 함께 복용해야 한다. 현재 국내에서 많이 사용되는 고혈압 약을 정리하면 다음과 같다.

✚ 이뇨제

이뇨제는 가장 오래된 혈압 약이며 현재도 많이 사용되고 있다. 이뇨제는 소변으로 염분과 수분을 내보냄으로써 혈압을 낮춘다. 일반적으로 고혈압 만 있는 경우에는 이뇨제 중에서도 비교적 순한 약을 사용하지만 심부전 등이 동반되어 있는 경우에는 강력한 이뇨제인 라식스(Lasix)를 사용하기도 한다.

대표적인 것으로는 타이아지드(Thiazide) 계통의 약으로 다이클로지드 등이 사용된다. 그러나 장기간 사용하면 혈중 콜레스테롤, 혈당, 요산을 높일 수 있다. 또한 칼륨이 저하되는 전해질 이상이 올 수도 있다. 이때에는 아미로라이드, 알닥톤 같은 칼륨 배설을 억제하는 이뇨제를 사용하는 경우도 있다. 최근에는 이러한 부작용을 줄인 인다파마이드, 토렘 등이 나와 있다.

✚ 베타 수용체 차단제

베타 수용체 차단제는 심장의 활동을 억제하여 혈압을 낮춘다. 또한 이 약은 맥박을 느리게 한다. 고혈압이 있는 환자가 협심증, 심근경색증, 심부전증을 동반하고 있는 경우에는 이 약이 크게 도움이 된다. 왜냐하면 이 약을 심장에 부담을 줄여 주기 때문에 이러한 환자 들에서 심장병의 악화와 재발을 예방하고 사망률을 감소시켜 주기 때문이다.

현재 사용되고 있는 베타차단제는 프로프라놀롤, 아테놀롤, 메토프롤롤, 베탁소롤 등이 있다. 이 약 들은 적은 용량을 적절히 사용하였을 때는 비교적 부작용이 없으나 드물게는 맥박이 너무 느려지거나 발기부전증, 중성지방이 올라가는 현상이 나타날 수 있다. 또한 천식이 있는 사람은 호흡곤란이 악화될 수 있으므로 주의를 요한다.

✚ 알파 수용체 차단제

알파 수용체 차단제는 말초 혈관을 확장 시켜서 혈류 저항을 감소시킴에 따라 혈압을 감소시킨다. 원래 알파 수용체는 혈관을 수축시키는 교감신경 수용체의 일종으로 이 수용체를 차단함으로써 작용을 나타내는 것이다.

대표적인 약으로 미니프레스, 카두라, 하이트린 등이 있다. 이 알파차단제는 남자에게서 전립선 비대증이 있는 경우 특히 효과적이다. 전립선 근육을 이완시켜서 전립선 비대증 환자의 소변 보는 것을 더 쉬게 해 주기 때문이다. 즉 노인환자가 고혈압과 전립선 비대증을 함께 가지고 있다면 알파차단제가 가장 좋은 선택이 된다.

✚ 알파-베타 수용체 차단제

위에서 말한 알파와 베타 수용체를 모두 차단하는 약이다. 이 약들은 베타 차단제의 심한 서맥 등의 부작용을 감소시키는 효과가 있다. 우리나라에는 라베탈롤, 카베딜롤 등이 사용되고 있다.

✚ 칼슘길항제

칼슘길항제는 현재 우리나라에서 가장 많이 사용되고 있는 고혈압 약제이다. 칼슘길항제는 칼슘이 세포내로 들어가는 길을 차단하여 혈관이 수축하는 것을 방지함으로써 혈압을 떨어뜨린다. 아달라트는 매우 강력하고 빠르게 작용하는 약물이므로 혈압이 갑자기 심하게 올라갔을 때 혀 밑에 투여하면 혈압을 빨리 내릴 수 있다. 또한 약효가 24시간 지속되어 하루 한번 만 복용하는 약도 많이 나와 있다. 노바스크, 니페디핀, 스플렌딜, 페르디핀 시나롱 등이 여기에 속한다. 이 칼슘길항제 계열 중에 딜티아젬이나 베라파밀 등은 맥박이 빠를 경우 맥박을 천천히 뛰도록 할 때 사용되기도 한다.

이 약을 사용하였을 때 심각한 부작용은 거의 없지만 간혹 혈관 확장에 의해서 얼굴이 화끈거리는 안면홍조, 가슴이 두근거리는 심계항진, 발목이 붓는 부종 등이 나타나기도 한다.

이 약은 뇌졸중이 있는 환자가 고혈압을 동반하고 있을 경우 가장 좋은 선택이 될 수 있다.

✚ 안지오텐신 전환효소(에이스) 억제제

안지오텐신은 우리 몸에서 혈관을 수축시키는 작용이 있어 혈압의 상승효과가 있는 물질이다. 이 물질이 만들어 지도록 하는 효소를 억제하는 약물이 안지오텐신 전환효소 억제제이다. 또한 안지오텐신은 혈압만 올리는 것이 아니라 혈관 내에서 평활근 세포의 형성을 촉진시켜서 심근 비후를 일으키고 동맥경화증을 촉진한다.

가장 먼저 개발된 약이 캡토프릴이며 그 외에 라미프릴, 에날라프릴, 포시노프릴, 이미다프릴, 리시노프릴, 페린도프릴 등이 사용되고 있다.

이 약들의 가장 불편한 부작용은 마른 기침이다. 이 마른 기침은 약을 사용하는 사람의 15% 정도에서 나타나며 약을 끊으면 나타나지 않는다. 때로는 이 약을 복용하는 사람들이 감기나 기관지염에 걸린 줄 알고 따로 약을 복용하기도 한다.

이 약은 고혈압과 당뇨병을 동반하는 경우에 가장 좋다. 당뇨병의 합병증인 동맥경화증과 콩팥질환으로의 합병증을 예방하는 효과가 있기 때문이다. 또한 고혈압과 심부전을 동반한 경우에도 심장에 대한 부담을 줄여 주고 동맥경화증의 진행을 막아주기 때문에 효과가 좋은 약이다.

✚ 안지오텐신 수용체 차단제

안지오텐신 수용체 차단제은 안지오텐신이 수용체에 결합하지 못하게 차단함으로써 혈압을 떨어뜨린다. 이 약은 가장 최근인 2000년 이후에 본격적으로 사용되기 시작한 약이다. 안지오텐신 전환효소 억제제와는 달리 마른 기침 등의 부작용이 거의 없다는 장점을 가지고 있다. 혈압을 강하시키는 효과는 약간 적으나 신장을 보호하는 효과와 동맥경화증을 예방하는 효과를 갖고 있는 것으로 알려져 있다.

대표적인 약물로는 코자(로자탄), 디오반(발사탄), 아타칸, 아프로벨 등이 있다.

✚ 그 외의 혈압약

직접 혈관에 작용하여 혈관을 확장시키는 하이드랄라진, 미녹시딜과 같은 혈관확장제, 교감신경 억제제 등이 있으나 최근에 개발된 약 들에 비하여 부작용이 많고 효과도 떨어지기 때문에 지금은 많이 사용되고 있지 않다.

8. 고혈압에 관한 Q&A

Q 나이가 많아지면 혈압이 정상적으로 올라가므로 노인은 혈압이 높아도 괜찮은가?

A 그렇지 않다. 실제로 나이가 들면 혈압이 상승되는 사람이 많다. 그렇다고 해서 나이 많은 분의 혈압이 높은 것은 정상은 아니다. 나이 많은 경우에서도 고혈압이 있으면 혈압을 조절해서 심장과 혈관질환이 적게 생긴다는 것이 잘 알려져 있다. 따라서 65세 이상 노인에게서도 혈압이 높은 것은 병이고 심혈관 질환을 촉진하는 상태이므로 혈압조절을 해야 한다.

Q 노인성 고혈압의 특징은 무엇인가?

A 노인성 고혈압은 나이가 많아지면서 동맥경화증이 생겨 발생한다. 이는 혈관의 탄력성을 상실하여 생기는 것으로 혈압계로 측정한 혈압은 높으나 실제 혈관내의 평균 압력은 높지 않은 상태이다. 노인성 고혈압의 특징은 심장이 수축하여 혈액이 혈관으로 나갈 때만 혈압이 높아지는 형태 즉 최고(수축기) 혈압만 높아지고 이완기(최저) 혈압은 정상인 경우가 된다. 이 노인성 고혈압은 이뇨제에 반응이 좋아 소량의 이뇨제로도 치료가 잘 된다.

Q 25살인데 혈압이 160/110mmHg이다. 어떻게 하나?

A 노인성 고혈압과는 반대로 나이가 30세 이전에 발생하는 고혈압을 약년성 고혈압이라고 부른다. 이 경우 말초혈관의 저항도 올라가므로 최고혈압과 최저혈압 둘 다 높아진다. 약년성 고혈압

은 유전적인 경우도 있으나 이차성으로 오는 경우가 많기 때문에 잘 검사를 해보면 원인을 밝힐 수 있는 경우가 많다. 주로 오는 것이 콩팥으로 가는 혈관(신동맥)의 협착, 신장질환, 호르몬 분비의 이상(부신 종양 등), 뇌하수체 전엽 호르몬의 이상 분비 등이 원인이 된다.

Q 혈압이 낮은 저혈압도 위험한가?

A 가끔 혈압이 낮은 사람들이 병원을 찾는 경우가 있다. 혈압은 수축기 혈압이 90~100 정도이고 맥박이 분당 60회 이하인 환자들이다. 소위 저혈압이라는 환자들의 대부분은 아무런 병이 없이 혈압만 낮은 경우가 대부분이다. 이러한 환자들이 어지러움을 호소하며 의사에게 가는 경우 대개 저혈압 때문이라는 진단을 받게 되지만 많은 경우 어지러운 이유가 혈압이 낮지 않은 이유가 많다. 또 운동을 열심히 하는 사람들은 맥박도 낮고 혈압도 낮아지기 때문에 이러한 사람들을 병적인 저혈압으로 구분하는 것은 대단히 위험한 발상일 수도 있다. 때때로 이러한 사람들이 병원을 방문하였을 때 병적인 저혈압이 아닌가 의심되어 필요 없는 검사나 치료를 받을 때도 있다.

흔히 있는 일로 특히 젊은 여성들 중에 혈압이 낮은 환자들이 식사를 거른다든지 하여 탈수가 심해지는 경우 혈압이 낮아질 수도 있으나 이러한 환자들은 수분섭취를 제대로 하면 혈압이 낮지 않은 경우도 흔히 볼 수 있다. 이러한 환자들을 모두 병적인 저혈압이라 생각하면 진단의 오류 뿐만 아니라 오히려 건강에 해로운 치료를 받게 되는 경우도 종종 있으므로 정확한 진단과 합리적인 치료가 필요하리라 생각된다. 오히려 혈압이 낮은 사람들은 나이가 들어도 동맥경화가 생길 확률이 적으며 뇌혈관으로의 혈행도

순조로워 치매 증세도 적으며 명석한 두뇌활동을 하는 노인 층을 형성하기도 한다.

Q 혈압약을 한 번 먹기 시작하면 죽을 때까지 먹어야 하나?

A 혈압에 따라서 혈압이 아주 높은 경우에는 그렇게 해야 할지도 모른다. 그러나 혈압이 정상보다 약간 높은 경우에는 운동이나 체중조절, 식이요법 등으로 혈압을 조절할 수도 있고 먹던 혈압약도 중단할 수도 있다.

그러나 혈압 약을 일평생 먹는다고 하여도 이를 두려워 할 필요는 없다. 혈압 약은 마약이나 수면제처럼 중독되는 것도 아니고 의존성이 생기는 것이 아니다. 요즈음에 나오는 약들은 먹는 방법도 편해졌을 뿐 아니라 그 안전성이 이미 입증되어 평생 사용하더라도 문제가 없다. 또한 혈압 약에는 여러 가지 종류가 있으므로 만약 한 가지 약에서 부작용이 있었다면 다른 약으로 바꾸어 복용하면 된다.

Q 고혈압 약을 먹어서 혈압이 정상이 되어도 약을 계속 먹어야 하나?

A 혈압의 치료를 위해서 약을 먹는 것은 근시가 생긴 사람이 안경을 쓰는 것과 같다. 안경을 쓰고 있는 동안에만 물건이 잘 보이고 안경을 벗으면 다시 안보여지는 것처럼 혈압의 치료도 약을 먹는 동안에만 혈압이 떨어져 있는 것이다. 물론 약을 먹어서 혈압이 조절되어 있으면 약을 끊더라도 다음날 다시 혈압이 올라가는 것이 아니지만 한 달 정도가 지나면 다시 혈압은 올라서 치료 전의 혈압으로 돌아간다. 따라서 약에 대한 부담감을 갖지 말고 혈압 약을 복용하다가 약을 중단하여 뇌졸중이나 심장질환에 걸리는 사람이 많다는 사실을 염두에 두어야 한다.

Q 커피를 많이 마시는데 고혈압이 생기나?

A 하루에 평균 두잔 정도 마시는 커피로는 고혈압에 별다른 영향을 주지 않는다. 커피가 혈압을 다소 상승시키는데 관련이 있지만 고혈압으로 까지 발전되게 하지는 않는다. 여러 연구에서 커피를 마시는 것이 혈압 증가가 서로 관련이 있다는 가정이 지난 60여년간 존재해 왔지만 이를 입증할 만한 학술연구 결과는 아직 없으며 현재까지의 연구 결과로는 커피를 장기간 마신다고 해서 고혈압으로 발전될 위험성은 없다고 할 수 있다.

Q 이완기에만 혈압이 높아도 치료해야 하나?

A 고혈압 중에는 수축기나 이완기에만 혈압이 높은 경우가 있다. 이 경우도 치료해야 한다. 수축기에만 혈압이 높은 경우는 주로 노인에게서 동맥경화성으로 오는 경우가 많고 이완기에만 혈압이 높은 경우는 나이에 관계 없이 나타난다. 이완기에만 혈압이 높은 경우는 130/100mmHg와 같이 최저혈압이 높은 형태로 나타나는데 이때도 나중에 고혈압으로 인한 합병증은 발생할 수 있으므로 적극적으로 치료해야 한다.

Q 고혈압 환자가 혈압을 낮추면 해롭다?

A 그렇지 않다. 과거에 '고혈압이란 동맥경화로 좁아진 혈관의 저항을 이기고 온몸 구석구석에 혈액을 보내기 위하여 생겨난 현상이다. 그런데 혈압을 낮추면 혈액이 잘 돌지 못하게 된다. 그러므로 혈압이 높다고 해서 혈압을 낮추어서는 안 된다.' 라는 생각도 있었으나 여러 연구와 실험에서 그런 걱정은 부질없다는 것

이 밝혀졌다. 고혈압 환자가 혈압을 낮추더라도 혈액 순환에는 전혀 문제가 생기지 않고 오히려 혈압을 낮추지 않으면 동맥경화증이 악화되어 여러 합병증이 나타나는 것이다.

Q 노인에서 고혈압을 치료하면 치매도 감소시키나?

A 그렇다. 최근의 여러 연구결과를 보면 노인에서의 고혈압의 치료 효과는 노인의 치매의 발생을 예방하는 효과도 있다. 고혈압을 치료하면 노인에서의 뇌혈관질환의 진행을 예방하여 혈관성 치매가 감소되기 때문이라고 생각되고 있다. 노인 고혈압의 치료 효과는 젊은 사람의 고혈압의 치료효과와 비슷하지만 노인에서 심혈관 질환의 발생은 젊은이에 비해서 훨씬 높으므로 절대적인 효과는 젊은이의 4배정도 높다.

Q 고혈압을 치료하면 정말로 효과가 있나?

A 고혈압을 치료하면 심혈관 질환에 의한 사망과 질환의 발생이 크게 감소된다. 이는 미국의 사망통계에서 가장 잘 나타나 있다. 미국에서 고혈압 치료가 적극적으로 도입된 것은 1960년 초기부터이다. 놀랍게도 미국에서의 심혈관 질환에 의한 사망률은 이후 30년에 걸쳐 절반으로 감소되었다. 이의 원인으로는 가장 중요한 것으로는 고혈압의 치료가 보편화되었다는 것과 여러 가지의 연구를 통해서 심혈관 질환의 위험인자가 알려지고 이를 개선하려는 지속적인 국민의 계몽이 실시되었다는 것이다. 또한 많은 연구를 통해서 고혈압을 치료하면 심혈관 질환의 발생이 감소된다는 것도 잘 밝혀져 있다. 따라서 고혈압의 치료와 생활습관개선은 무병 장수하는 지름길이다.

Q 고혈압을 한 번에 치료해서 낮게 할 수 있는 방법이 있는가?

A 여러 가지 체질을 바꾼다거나 식이요법을 하면 혈압을 완전히 낮게 한다고 선전하는 사람의 유혹에 빠져서 효과도 없는 방법을 사용하고 시간과 돈을 낭비하는 사람들이 있다. 그러는 동안 혈압은 계속 높아서 합병증만 발생하는 경우가 많다. 그러나 고혈압은 꾸준히 생활습관을 개선하려는 노력과 지속적인 약물 복용으로 조절하는 병이지 하루 아침에 간단히 치료할 수 있는 것이 아니다.

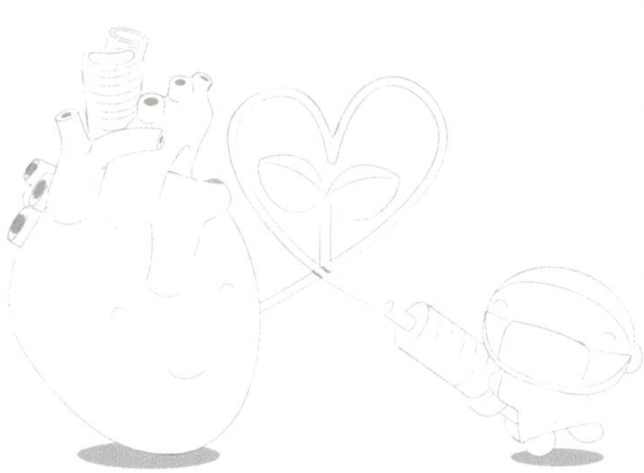

02장

고지혈증과 동맥경화증

1. 고지혈증이란?
2. 콜레스테롤과 심장 혈관질환과의 연관성
3. 동맥경화증의 위험인자들
4. 동맥경화를 검사하는 방법들
5. 고지혈증의 식이요법
6. 콜레스테롤이 높을 때의 치료
7. 중성지방이 높을 때의 치료

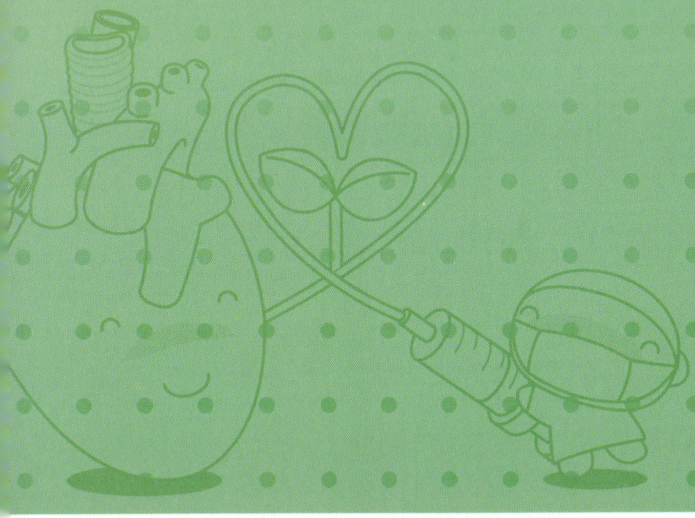

02_ 고지혈증과 동맥경화증

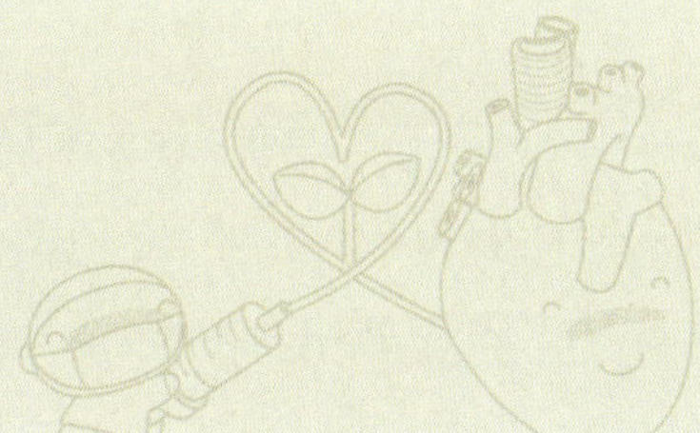

우리 나라는 근래 30여년간 급속한 경제의 발전, 식생활의 발전, 사회, 환경의 변화와 서구화로 질병 발생양상이 서구화 되어가고 있다. 최근에는 미국식의 햄버거, 치킨 및 피자 전문점 같은 패스트 후드점이 날로 많아지고 있는 형편이다. 이에 따라 총 칼로리 섭취증가와 지방섭취의 증가로 콜레스테롤을 비롯하여 혈중 지질치의 현저한 상승을 초래하였고 관상동맥질환, 뇌졸중, 말초혈관질환과 같은 동맥경화성 심혈관 질환 발생의 현저한 증가를 초래하였다.

고지혈증은 증상이 없다. 단지 피검사를 해 보면 나타나는 경우가 대부분이기 때문에 흔히 무시하기 쉬우나 이것이 나중에 동맥경화증의 중요한 원인이 된다. 어떠한 병이든 일단 병이 발생하면 치료가 어렵다. 그러나 병의 원인을 알고 사전에 잘 예방한다면 병의 발생을 미연에 방지할 수 있는 것이다.

1. 고지혈증이란?

인체 내에는 여러가지 지방질(기름)이 존재하며 이 지질은 물이나 혈액에 녹지 않으므로 단백질과 함께 뭉친 지질단백질이라는 작고 둥근 입자형태로 혈액중에 존재한다. 혈액내의 지방질은 보통 콜레스테롤이라 부르는 총콜레스테롤, 중성지방, 저밀도지단백(LDL) 및 고밀도지단백(HDL)으로 나눌 수 있다. 이들 지방질이 비정상적으로 과다한 경우를 고지혈증이라고 한다. 그러나 콜레스테롤 중에는 좋은 콜레스테롤과 나쁜 콜레스테롤이 있으므로 엄밀하게 말하면 이상지질혈증이라고 부르는 것이 타당할 수도 있다. 이러한 이상지질혈증은 유전적, 식이 및 여러 질환에 의해 이차적으로 발생하는 지질대사의 이상을 총칭하는 것이다.

✚ 고지혈증은 동맥경화증의 중요한 원인

고지혈증 즉, 과다한 지방질은 동맥혈관 벽에 쌓여 동맥경화증을 유발하게 된다. 동맥경화증이 오면 혈관 특유의 탄력이 소실되고 내경이 좁아짐에 따라 혈액의 흐름을 방해하여 우리 몸의 중요한 기관의 정상적인 활동에 필요한 혈액을 원활히 공급할 수 없게 된다. 동맥경화증이 발생함으로써 치명적인 변화

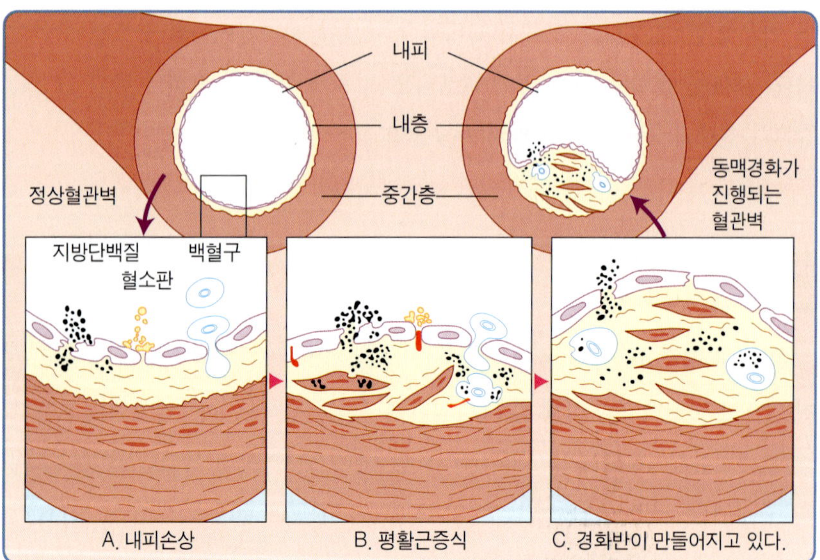

그림 2-1 | 동맥경화증의 진행

가 나타나는 기관으로는 심장에 산소와 영양을 공급하는 관상동맥, 뇌 혈관, 그리고 신장동맥을 들 수 있다.

심장혈관인 관상동맥에 동맥경화증이 생겨서 심장에 필요한 만큼 혈액의 공급이 이루어지지 못하면 협심증, 완전히 혈관이 막히게 되면 심근경색증을 일으키고, 뇌혈관이 막히거나 터지면 뇌경색과 뇌출혈의 원인이 된다. 그러나 동맥경화증은 단지 심장혈관이나 뇌혈관에만 발생되는 것은 아니고 우리 몸 전신의 동맥에 올 수 있으며, 발생부위에 따라 심각한 증상을 일으키게 된다.

✚ 고지혈증에 영향을 미치는 인자들

후천적으로 오는 경우 식이, 운동상태, 질병상태, 또는 복용하는 약제 등에 의해 지질농도가 달라질 수 있다. 이 중에서도 식사하는 습관이 혈중 지질에 미치는 영향이 가장 크다고 볼 수 있다.

갑상선 기능저하증이 있거나 신부전이 있는 경우에도 혈중 지질이 상승할 수 있다. 또한 체질적으로 혈중 지질이 높을 경우도 있다. 특별히 지방을 많이 섭취하지 않는데도 혈중 지질이 높은 경우가 이에 해당된다. 이때는 가족 중에 많은 사람에서 혈중 지질이 같이 높을 수 있다. 부모가 혈중 지질이 높은 경우에는 자녀들에서도 혈중 지질이 높을 가능성이 높다. 많은 경우 고지혈증은 선천적으로 고지혈증의 소질이 있는 사람이 환경적 요인과 겹쳐서 발생하는 것으로 생각된다. 드물게는 선천적으로 지질 대사 효소의 결핍 등 지질대사에 이상이 뚜렷하게 생겨서 고지혈증이 발생할 수도 있다. 이때는 혈중 지질이 콜레스테롤 300mg/dl 이상, 중성지방 500~1000mg/dl 이상 현저한 상승을 보일 수 있다.

✚ 고지혈증은 어떻게 알 수 있나?

혈중 지질 검사에서 많이 측정하는 항목에 콜레스테롤, 중성지방, 고밀도지단백(HDL) 및 저밀도지단백(LDL)이 있다. 혈중 지질을 검사하려면 적어도 10시간 이상 금식을 요한다. 즉 검사 전일 10시 이후에는 물 이외에는 아무 것도 먹지 않은 상태에서 아침 8시경 채혈하여 검사한다. 콜레스테롤과 중성지방 및 저밀도지단백은 심장이나 혈관측면에서 보면 높을수록 좋지 않고, 고밀도지단백은 심장혈관에 좋은 성분으로 높을수록 좋다. 총콜레스테롤/고밀도지단백비가 4 : 1 미만인 것이 좋다.

✚ 권장되는 혈중지질농도는?

혈중지질이 얼마 이하이면 안전하고 얼마 이상이면 위험하고 하는 선이 있는 것은 아니고, 혈중지질이 높을수록 심혈관계의 동맥경화성 질환의 발생위험은 지속적으로 증가한다. 그러나 콜레스테롤은 우리 몸에 꼭 필요한 영양소로서 호르몬, 세포막, 피부, 담즙산 등을 만드는데 꼭 필요한 것이다. 특히 성장기에 필요하다. 여러 역학적인 연구결과를 토대로 콜레스테롤 200mg/dl 미만, 중성지방 150mg/dl 미만이 권장치이다.

✚ 성별 및 연령에 따른 혈중지질의 변화

혈중 콜레스테롤치는 연령이 증가함에 따라 조금씩 증가하여 남자는 50~60세 사이에 최고치에 달하고, 여자는 60~70세 사이에 최고치에 달한다. 폐경기 전에는 남자가 여자보다 혈중 콜레스테롤이 다소 높으며, 폐경기 후에는 여성이 더 높아진다. 이는 여성호르몬(에스트로겐)의 영향 때문인 것으로 알려져 있다.

그러다면 폐경기 여성은 콜레스테롤을 낮추기 위해서 호르몬 대체요법을 받을 필요가 있을까? 폐경기 후에 여성이 여성호르몬을 복용하면 저밀도지단백이 19%정도 낮아지고, 고밀도 지단백은 같은 정도로 높아진다. 심장병이 없는 폐경기 후 여성에 대한 연구 결과 여성 호르몬인 에스트로젠을 복용하면 심장질환의 위험을 50% 이상 줄일 수 있는 것으로 보고되고 있다. 따라서 폐경기 후 여성이 지질저하제를 선택할 때는 호르몬 대체요법을 고려해 보는 것도 좋을 것이다.

✚ 고지혈증의 증상에는 어떤 것이 있을까?

고지혈증이 있어도 증상이나 이학적 소견이 없는 경우가 많다. 따라서 혈중지질농도를 측정해 보아야만 고지혈증을 알 수 있는 경우가 많다. 때로는 눈의 안검 가장자리에 살점이 노랗게 튀어나오는 황색판증, 또는 눈의 각막연에 백색으로 환(노인환)이 생기는 것이 관찰되기도 한다.

가족성 고콜레스테롤혈증에서는 손등, 무릎 등에 황색의 구진, 또는 결절이 생기는 황색종을 관찰할 수도 있다. 발목의 아킬레스건에 운동으로 인해 염증이 반복적으로 일어나 황색종이 생겨 아킬레스건이 두터워질 수 있으며 손의 건, 팔굽 또는 무릎건에도 생길 수 있다. 또 선천적으로 오는 고지혈증 중에는 손바닥에 노랗게 줄무늬가 생기거나 압박 받은 부위에 결절성 발진성의 황색종이 나타날 수 있다.

2. 콜레스테롤과 심장 혈관질환과의 연관성

지금으로부터 약 50년 전에 시작된 미국 메사추세스 주의 보스톤시 근처에 있는 프래밍햄 지방의 역학적 연구에서 고지혈증이 있는 환자는 관상동맥 질환의 발생빈도가 높다고 알려진 것이 콜레스테롤과 심장 혈관질환과의 연관성을 밝힌 첫 연구라고 할 수 있다. 이 연구 결과에서는 총 콜레스테롤이 증가되어 있는 사람들이 콜레스테롤이 정상인 사람들에 비하여 허혈성 심장질환의 발생이 2~2.3배 증가하였다고 하였다. 이 후 많은 연구에서도 고혈압, 비만증, 당뇨병, 흡연 등과 함께 고지혈증이 중요한 동맥경화증 특히 관상동맥 질환의 위험인자로 알려져 있다.

콜레스테롤은 지방의 일종으로서 인체의 여러 조직에서 만들어지나 주로 간에서 만들어지며 인체에 꼭 필요한 주요 구성 성분 이다. 다른 지방질과 마찬가지로 콜레스테롤은 물에 잘 녹지 않으며 물을 배척하는 성질이 매우 강하다. 이러한 성질 때문에 콜레스테롤은 세포를 외계와 차단하는 세포막을 구성하는 주요 성분이다. 동맥경화성 병변에는 나쁜 콜레스테롤이 다량 존재한다. 동맥경화증은 동맥 내벽에 혈액 중의 지방 특히 콜레스테롤을 운반하는 지질단백질 침착되는 것이 주요 원인으로 생각되고 있다.

✚ 모든 콜레스테롤은 다 나쁜가?

모든 콜레스테롤이 다 나쁜 것은 아니다. 콜레스테롤에는 나쁜(저밀도, LDL) 콜레스테롤과 좋은(고밀도, HDL) 콜레스테롤이 있다. 나쁜 콜레스테롤은 간에서 만들어진 콜레스테롤을 동맥의 벽에 운반하여 동맥경화증을 유발하는 요소가 되지만 거꾸로 좋은 콜레스테롤은 동맥경화성 병변 내에 있는 콜레스테롤을 간으로 운반하여 동맥경화증을 감소시키는 역할을 한다. 좋은 콜레스테롤은 많으면 많을수록 좋다. 나쁜 콜레스테롤은 130mg/dl 이상일 때 심장 혈관질환의 위험인자가 되며, 좋은 콜레스테롤은 35mg/dl 이하일 때 심장 혈관질환의 위험인자가 된다.

요즈음에는 병원에 오는 환자들이 자신의 콜레스테롤이 어느 정도인지 관심을 갖고 물어 오는 때가 많다. 바람직한 현상이라고 생각되며 우리나라 사람들도 모든 식품에 콜레스테롤이 얼마나 들어 있는지 알아 보면서 음식을 먹는 습관을 갖는 것이 좋다고 생각된다. 더 나아가서는 이와 같은 좋은 콜레스테롤과 나쁜 콜레스테롤이 어느 정도인지 아는 것도 중요하다고 하겠다.

3. 동맥경화증의 위험인자들

동맥경화증는 성인병으로 나이가 많아짐에 따라 증가한다. 누구나 나이가 많아짐에 따라 이 문제는 있게 되는 것이지만 가족 중에 이 병이 있는 경우는 없는 사람에 비하여 동맥경화증 발생이 6배 높아진다. 성별로 볼 때, 심장에 오는 동맥경화증인 관상동맥 질환은 남자에게 많다. 그러나 여자에서도 폐경기가 지나면 이 병이 생기는 확률은 남자와 같아 진다. 그러므로 여성 호르몬이 관상동맥경화증을 방지하는데 역할을 한다고 알려져 있다.

동맥경화를 일으키는 조건들을 '동맥경화의 위험인자' 라고 부르며 위에서 말한 가족력, 나이 및 남자인 것은 본인의 힘으로 어찌할 수 없는 위험인자라 할 수 있다. 동맥경화의 4대 위험인자는 흡연, 고혈압, 고지혈증(혈중내 높은 콜레스테롤), 당뇨이며, 그 밖의 위험인자로는 운동부족, 비만(특히 복부비만), 스트레스 등이 있다. 성인 사망의 가장 큰 원인이 동맥경화증이라는 사실만 늘 염두에 두어도 이런 위험인자를 줄이거나 없애려는 노력에 도움이 될 것이다.

✚ 흡연

흡연은 관상동맥 질환 및 뇌혈관 질환을 일으키는 중요 위험인자이다. 특히 우리나라의 경우 성인 남자의 약 70%가 흡연을 하는 것으로 알려져 있어 그 문제점이 심각하다. 흡연을 많이 할수록 심장발작이나 뇌졸중 위험이 커진다. 흡연은 혈관 내벽에 손상을 주어 콜레스테롤이나 다른 불순물이 달라붙어 동맥이 좁아지거나 딱딱해진다. 담배에 들어 있는 니코틴 성분은 과도하게 심장을 자극하며 심박동수를 늘리고 피의 산소 운반 능력을 감소시키며 심장근육이나 뇌세포에 산소결핍을 일으키게 된다.

✚ 고혈압

고혈압이 지속되면 동맥벽이 높은 압력을 받아 매끄러운 동맥벽에 손상을 주고 콜레스테롤과 지방이 축적되어 동맥경화증이 유발된다. 방치하면 뇌졸중, 관상동맥 질환, 심부전, 신장 질환, 눈 질환을 일으킨다. 고혈압은 대부분 아무 증세가 없지만 치료하지 않으면 이런 합병증을 피할 수 없다. 고혈압이 있는 사람은 정상 체중을 유지하고 염분 섭취를 줄이며, 규칙적 운동을 하고 금연해야 한다.

✚ 고지혈증

혈액 속에 콜레스테롤이 너무 많으면 동맥벽에 쌓이게 되어 동맥경화성 병변을 형성하게 된다. 역학적인 조사에 의하면 총 콜레스테롤이 증가되어 있는 군은 정상인 군에 비하여 협심증, 심근경색 같은 허혈성 심장질환의 발생률이 2배에서 2.3배로 증가하며, 악성 콜레스테롤이라고 알려진 저밀도형이 증가된 군은 허혈성 심장질환의 발생율이 4~4.5배 증가하는 것으로 알려져 있다.

✚ 당뇨

당뇨병은 동맥경화증의 위험인자의 정도를 넘어서서 당뇨가 있을 경우 이미 심장 관상동맥질환이 있다고 보아야 한다는 최근의 보고가 있을 정도로 중요한 문제이다. 그 이유는 당뇨가 있을 경우 시간이 지남에 따라 관상동맥질환을 가질 확률이 매우 높고, 또한 심근경색이나 협심증이 동반된 경우 사망률이 높기 때문이다. 따라서 당뇨병이 있는 사람은 약물요법, 식사요법, 규칙적 운동을 통해서 혈당을 철저히 조절해야 한다. 가족 중에 당뇨 병력이 있으면 정기적으로 혈당 검사를 해야 하고, 단 음식을 피하고 균형 잡힌 식사를 할 수 있도록 노력해야 한다.

✚ 운동부족

규칙적인 운동은 동맥경화 예방에 중요하다. 적절한 강도의 규칙적 운동은 혈중 콜레스테롤을 줄여주며 좋은 콜레스테롤치를 높이고 중성지방을 감소시킨다. 또한 적절한 운동은 혈압을 조절해 주며 체중을 줄이고 당뇨병을 좋게 만들며, 스트레스를 해소해주고 기분을 좋게 만든다.

✚ 비만

비만증이 있는 경우 초과한 체중만큼 심장이 일을 더해야 하기 때문에 부담이 커진다. 또한 비만은 다른 위험인자인 고혈압, 혈중 콜레스테롤 상승, 당뇨병과 연관성이 높다. 음식을 적게 먹고 규칙적인 운동으로 이상적 체중을 유지하도록 노력해야 한다.

✚ 스트레스

스트레스는 교감신경을 흥분시켜 카테콜라민이라는 호르몬 분비를 증가시키며 심장박동을 증가시키고 혈관을 수축시킨다. 또한 고혈압을 악화시키고 혈중 콜레스테롤과 지방량을 증가시킨다. 야심이 많고 공격적이며 경쟁심이 강하고 줄곧 시간에 쫓기는 성격은 혈압도 높고 심장사고 발생률도 크다. 정신적인 흥분 또는 긴장이 고혈압을 일으키거나 악화시키는데 보조적인 역할을 한다.

4. 동맥경화를 검사하는 방법들

미세단백뇨검사 및 맥압측정

혈관의 건강을 측정하는 가장 기본적인 방법은 소변검사와 혈압 측정이다. 소변에 단백질이 나오는 것을 '단백뇨' 라고 한다. 단백뇨는 아니지만 30~300mg/이dml의 미세한 양의 단백질이 소변에 나오는 것을 '미세단백뇨' 라고 하는데, 이는 혈관의 상태를 반영한다.

일단 소변에 단백질이 미세하게 나오기 시작했다면 소변을 거르는 신장의 혈관이 손상되었다는 것을 의미하기 때문이다. 이러한 현상은 다른 부위의 혈관에도 변화가 생겼을 것으로 추정한다.

맥압은 최고혈압(혈압에서 먼저 나오는 수치)와 최저혈압(혈압에서 나중에 나오는 수치)의 차이를 말하는데, 이는 혈관의 경직도를 반영한다. 혈관이 신축성이 떨어지면 최고혈압은 높아지고 최저혈압은 낮아지므로 맥압이 커지게 된다. 일반적으로 맥압이 60mmHg 이상인 경우 혈관이 딱딱해진 동맥경화증이 의심된다고 할 수 있다.

ABI검사, 맥파전달속도(PWV)

ABI(ankle brachial index)는 팔과 다리의 혈압 비율을 말하는데, 뇌나 심장 혈관처럼 큰 혈관이 아닌 손이나 발 등을 지나는 작은 혈관의 상태를 알 수 있다.

맥파전달속도(PWV:pulse wave velocity) 검사는 혈관이 얼마나 딱딱해졌는가를 알 수 있다. 이 검사는 몸의 한쪽에서 다른 쪽까지 혈관을 통해 파동을 전달한 뒤 얼마나 빨리 전달되는가를 알아보는 것으로 혈관이 딱딱해졌을수록 속도가 빠르다. 나이에 따라 혈관의 유연성 기준은 다르지만 보통 12m/sec을 정상으로 본다. 검사방법은 비교적 간단하지만 사람에 따라 오차가 큰 것이 단점이다.

✚ 경동맥초음파

경동맥초음파는 초음파를 이용하여 목을 지나는 굵은 혈관인 경동맥을 관찰하는 방법이다. 우리 몸에 동맥경화가 발생하는 경우 비교적 일찍 관찰할 수 있을 뿐 아니라 뇌로 가는 중요한 혈관이기 때문에 이 혈관을 검사하는 것이다. 경동맥을 보면 뇌경색이나 뇌졸중 등 뇌혈관질환을 예측할 수 있다. 또한 경동맥에 동맥경화 병변(플라크)이 끼어 있으면 대부분 심장 혈관도 그런 것으로 보고 되고 있어 경동맥초음파 검사를 하면 심혈관 질환도 어느 정도 예측할 수 있다.

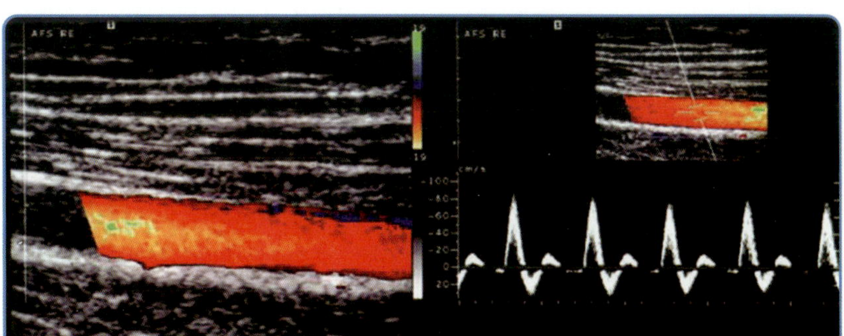

그림 2-2 | 경동맥초음파(정상 소견)

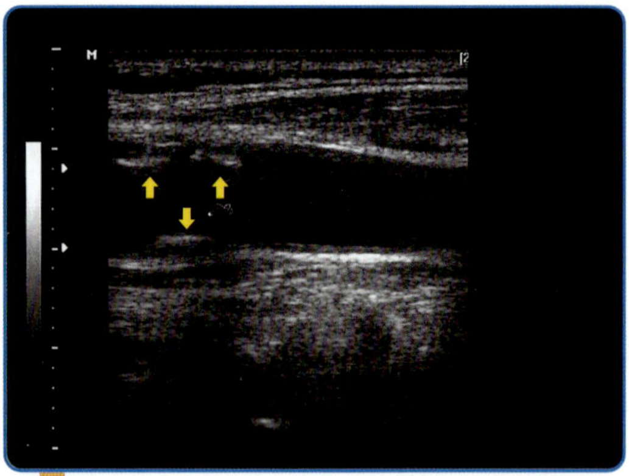

그림 2-3 | 경동맥초음파(동맥경화반 소견)

(1) 뇌졸중 위험 75% 예측하는 경동맥초음파

일반적으로 경동맥초음파만으로도 뇌졸중 발병 가능성을 70~80% 이상 예측할 수 있다. 따라서 현재 뇌졸중을 예측할 수 있는 가장 좋은 방법은 경동맥초음파 검사이다. 경동맥이 70% 이상 막혀 있을 경우 1년 이내에 20%, 5년 이내에 50% 가량 뇌졸중이 발생하는 것으로 알려져 있다.

경동맥초음파 검사를 보면 2가지를 중점적으로 보게 되는데, 그것은 경동맥 혈관두께를 재는 것과 동맥경화(플라크)의 모양을 보는 것이다. 경동맥 두께는 0.1mm이하가 정상인데 우리나라 검사에서 평소 뇌졸중 증세가 전혀 없는 환자에서 5.5%에서 경동맥 혈관두께가 두꺼워진 경동맥 협착을 보였다. 플라크의 모양이 표면이 매끄럽지 않거나 파여 있는 경우 뇌졸중의 위험이 많다.

(2) 경동맥초음파 검사가 필요한 경우

경동맥은 혈관 내부가 50%까지 막혀도 증상이 없는 경우가 많다. 따라서 증상과 무관하게 40~50대부터는 뇌졸중 조기예측을 위해 경동맥 초음파 검사를 받는 것이 필요하다. 특히 고혈압, 당뇨병, 고지혈증 환자, 65세 이상의 고령자, 뇌졸중의 가족력이 있는 사람인 경우는 고위험군으로 적극적인 검진이 필요하다. 일본에서는 2001년부터 업무상 뇌,심장질환 예방을 위해 고혈압, 당뇨병, 고지혈증, 비만인 사람의 동맥경화증 판정을 위한 2차 검사로 경동맥 초음파 검사를 포함시키고 있다.

5. 고지혈증의 식이요법

✚ 고지혈증 치료의 목표

연구결과에 의하면 동맥경화증의 징후는 어린 나이에서부터 나타나기 시작하며, 따라서 고지혈증의 예방도 어린 나이에서부터 적절히 이루어져야 한다. 최근 고지혈증의 치료목표를 혈액 내 총콜레스테롤치와 중성지방치 공히 200mg/dl 이하로 정하고 있으며, 이는 동맥경화성 질환의 발병위험을 낮추기 위한 것이다.

치료는 식이요법, 운동, 체중조절 또는 혈중지질을 올릴 수 있는 다른 동반

바람직한 혈중 콜레스테롤 농도

성분	바람직함	경계	높음
총 콜레스테롤	200 mg/dL 이하	200~240 mg/dL	240 mg/dL 이상
LDL 콜레스테롤	130 mg/dL 이하	130~160 mg/dL	160 mg/dL 이상
HDL 콜레스테롤	45 mg/dL 이상	35~45 mg/dL	35 mg/dL 이하
중성지방	150 mg/dL 이하	150~200 mg/dL	200 mg/dL 이상

요인들의 교정 등이 우선이며, 이러한 방법으로 충분하지 못한 경우 약물요법을 전문의사와 의논하여 병행토록 한다.

✚ 식이요법을 어떻게 할까?

식이요법으로는 포화지방산과 콜레스테롤 함량이 높은 동물성 지방을 피하고, 불포화지방산의 함량이 높은 식물성 지방으로 대치토록 함이 좋다. 비만증이 있는 사람은 총칼로리 섭취를 줄이도록 한다. 표준 체중은 [{신장(cm)-100}×0.9]로 정하고, 일반적으로 표준체중 1kg당 25~30kcal의 저열량 식사를 권장한다. 체중을 2.5~5kg만 줄여도 나쁜 콜레스테롤인 저밀도지단백이 떨어진다.

달걀 한 개(특히 노른자위)에 콜레스테롤이 약 270mg/dl이 포함되어 있으며, 더구나 포화지방산이 있으므로 혈중 콜레스테롤이 상승하기 쉽다. 그 외 연어알젓, 명란젓 등의 알, 오징어, 새우, 굴, 간, 내장, 뇌, 곱창 등에 콜레스테롤 함량이 높다. EPA(에이코사 펜타엔산)를 많이 함유한 등 푸른 생선류(고등어, 정어리 등), 곡류, 두류(대두, 완두 등), 야채류, 과일류를 섭취하는 것이 좋으며, 기름기를 제한 살코기는 괜찮다. 살 껍질에는 콜레스테롤 함량이 높으므로 껍질을 제거하고 먹도록 한다. 껍질을 제거한 닭고기, 오리고기는 괜찮다. 우유는 저지방 우유나 탈지우유를, 버터보다는 마가린을, 치즈는 지방함량이 낮은 것을 먹도록 한다. 샐러드 드레싱은 지방함량이 낮은 것을 쓰도록 하고 크림, 생과자, 코코아유로 만든 음식 등도 줄이는 것이 좋다.

술은 적당히 섭취하면 별문제가 없으나 다량 섭취하면 문제가 될 수 있다. 술을 먹는 경우 많은 예에서 중성지방이 상승되고 좋은 콜레스테롤(HDL)은 다소 올라갈 수 있다.

고지혈증에 좋은 식품과 나쁜 식품

종류	좋은 식품	나쁜 식품
곡류 및 전분류	도정을 덜한 곡류, 전곡으로 만든 씨리얼, 감자	제과류, 도넛, 파이, 케이크, 쿠키
고기 · 생선	생선, 껍질이 제거된 닭고기, 살코기	고기의 기름부분, 닭껍질, 내장육, 소세지, 햄, 베이컨, 젓갈, 오징어류
계란	계란 환자	생선알, 난황
콩류	두유, 두부	
채소 · 과일류	신선한 채소 및 과일	시럽에 저장된 과일 통조림 지방을 많이 사용하여 조리한 채소
우유 및 유제품	저지방 우유, 탈지방 · 저지방 발효 유제품	우유, 치즈
유지 및 당류	식물성 기름	야자유, 코코넛 기름, 버터, 사탕, 초코렛, 탄산음료

✚ 좋은 콜레스테롤을 높이는 법

우리의 음식 중에서도 좋은 콜레스테롤이 되게 하는 음식을 섭취하면 된다. 특히 식물성 지방이 도움이 된다. 식물성 지방에는 리놀산 등 불포화 지방산이 많아 콜레스테롤을 좋은 것으로 바꾸어 준다. 반대로 동물성 지방에는 포화 지방산이 다량 함유되어 있어 콜레스테롤을 나쁜 것으로 변화하게 한다. 따라서 요리를 할 때도 동물성 기름을 쓰지 말고 식물성 기름을 많이 쓰는 것이 좋다.

우연히 발견된 콜레스테롤의 증가

56세의 가정주부인 이씨가 건강검진을 하게 되었다. 평소 건강하였으며 고혈압이나 당뇨는 없었고 콜레스테롤만 289mg/dl로 높아져 있었다. 어떻게 할까?

이씨의 경우는 동맥경화증이나 심장 혈관질환의 위험인자는 없이 콜레스테롤 만 올라가 있는 경우이다. 이때는 피검사를 더 해서 중성지방, 좋은 콜레스테롤(HDL)과 나쁜 콜레스테롤(LDL)이 얼마인지 체크할 필요가 있다. 또한 눈 주위나 발목의 아킬레스건 등을 보아 고지혈증으로 인한 변화가 있는 지 확인한다. 그리고 약 1달 반(6주) 동안 식이요법과 운동을 지속하고 다시 한번 피검사를 하여 콜레스테롤을 체크한다. 그래도 콜레스테롤이 계속 250mg/dl 이상 증가되어 있는 경우에는 콜레스테롤 저하제를 사용해 볼 수 있다.

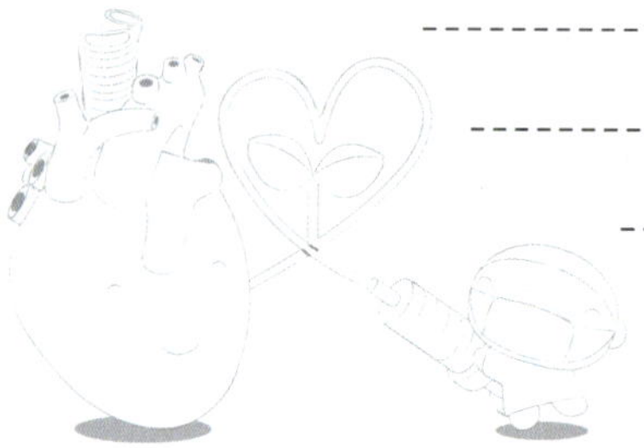

한 가지 유의 할 것은 식물성 기름에 불포화지방산이 많다고 해서 항상 좋은 것은 아니라는 것이다. 기름이 오래되면 불포화지방산이 저절로 포화지방산으로 변하기 때문에 신선할 때 먹어야 한다. 나물은 무침 같은 요리법이 좋고, 튀김류는 튀기자마자 먹는 것이 좋다. 또 남은 음식을 다음 날 먹는다든지 같은 기름을 여러 번 쓴다는 것도 좋지 않다.

좋은 콜레스테롤을 높이는 또 한가지 중요한 것은 운동을 하는 것이다. 운동은 보행, 등산, 조깅, 에어로빅 체조, 수영, 테니스, 골프 등과 같이 산소를 체내에 많이 도입하여 에너지 소비를 증가시키는 유산소 운동을 총 30분 이상, 주 3회 이상 행하는 것이 좋다. 콜레스테롤치가 높은 사람가운데 3/4은 운동을 하여 체중을 줄이고, 포화지방 및 콜레스테롤이 적은 식사를 하면 만족스러운 수준으로 내릴 수 있다.

6. 콜레스테롤이 높을 때의 치료

콜레스테롤을 떨어뜨리기 위한 약물요법은 식이요법 및 운동요법으로 혈중 지질이 교정되지 않는 경우나 혈중 지질이 처음부터 아주 높은 경우에 시도된다. 여러 가지 좋은 약제들이 많이 시판되고 있는데, 일반적으로 약효는 약을 쓰고 있는 동안에만 지속되고 약을 끊으면 다시 콜레스테롤이 올라가는 것으로 알려져 있다.

혈중 콜레스테롤의 상승 정도에 따라 약물 치료가 결정되는데 다음과 같이 상승정도에 분류한다.

- '약간 상승' : 총 콜레스테롤 : 200~240mg/dl
  (나쁜 LDL - 콜레스테롤 : 130~160mg/dl)
- '상승' : 총 콜레스테롤 : 240~300mg/dl
  (나쁜 LDL - 콜레스테롤 : 160~190mg/dl)
- '심한 상승' : 총 콜레스테롤 : 300mg/dl 이상
  (나쁜 LDL - 콜레스테롤 : 190mg/dl 이상)

생활습관의 변화를 유도하는 식이요법과 운동 후에 약물치료를 시작하는 경우는 다음과 같다.

(1) 콜레스테롤의 '심한 상승' 이 있는 경우
단, 35세 이하의 남성이나 폐경기 이전의 여성인 경우는 약물치료를 미룰 수 있다.

(2) 콜레스테롤의 '상승' 이 있으면서 다른 관동맥 위험인자를 두 가지 이상 가지고 있을 경우

콜레스테롤을 저하시키기 위한 약물치료는 스타틴 계열의 약물이 매우 효과적이고 가장 많이 사용되고 있기도 하다. 스타틴 제제는 나쁜 콜레스테롤은 20~40% 감소시키고 좋은 콜레스테롤은 약 5~10% 증가시키며 중성지방은 약 10~15% 감소시킨다. 이 약은 부작용이 적지만 드물게 간 기능 수치가 올라갈 수 있고 근육통이 발생할 수 있다. 현재 사용되고 있는 스타틴 제제로는 리피토, 메바코, 레스콜, 조커, 메발로틴, 리포베이 등이 있다.

그 외에 중성지방이 같이 높아져 있는 경우 베자립, 리피딜, 로피드 등을 함께 사용할 수 있다. 과거에 사용되던 콜레스티라민이나 니코티닉산도 각각 위장장애와 안면홍조 등의 부작용이 있어 요즈음에는 거의 사용되고 있지 않다.

7. 중성지방이 높을 때의 치료

우리 몸에 있는 지방질 중에 콜레스테롤 뿐 아니라 중성지방이 있다. 이 중성지방은 우리의 피부 속에 축적되어 있어 우리 몸의 에너지원이 되는 역할을 하고 있다. 중성지방은 콜레스테롤처럼 심장혈관 질환의 강력한 위험인자는 아니지만 중성지방이 올라가 있는 경우 동맥경화증 발생의 위험인자의 하나로 여겨지고 있다.

혈액 내의 중성지방 수치는 음식에 따라 변화가 많아서 음식을 먹고 나면 수치가 크게 올라갔다가 굶으면 수치가 크게 내려간다. 정상 중성지방의 수치는 범위가 넓어 60~200mg/dl 이다. 미국의 보건성에서는 중성지방을 200mg/dl 이하로 유지하도록 권장하고 있다.

중성지방이 올라가 있는 경우 식사 조절과 함께 체중을 줄이는 것이 중요하다. 또한 음주가 중성지방과 많이 관련이 있으므로 음주를 삼가거나 줄이는 것이 좋다. 약물치료는 중성지방만 올라가 있을 때는 베자립, 리피딜, 로피드 등을 사용하고 콜레스테롤이 함께 증가되어 있다면 스타틴 계열의 약물을 사용하는 것이 좋다. 경우에 따라서는 스타틴 계열의 약물과 같이 병합요법을 하는 수도 있다. 이때는 간기능이나 근육에 이상이 생기는지 주의해서 관찰해야 한다.

03 장

심장병에 관하여

1. 심장의 구조

2. 심장병에는 어떤 것들이 있나?

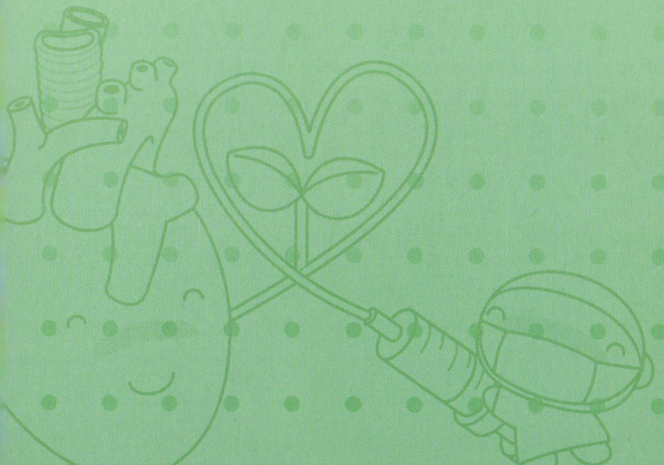

03 _ 심장병에 관하여

1. 심장의 구조

심장은 우리몸의 엔진에 해당하는 가장 중요한 기관이다. 우리 몸에서 혈액을 받아 폐를 통해 산소를 받도록 하고 전신에 혈액을 공급한다. 자동차에서 엔진이 정지하면 멀쩡한 자동차도 움직일 수 없듯이 우리 몸도 심장이 마비 된다면 살 수 없는 것이다.

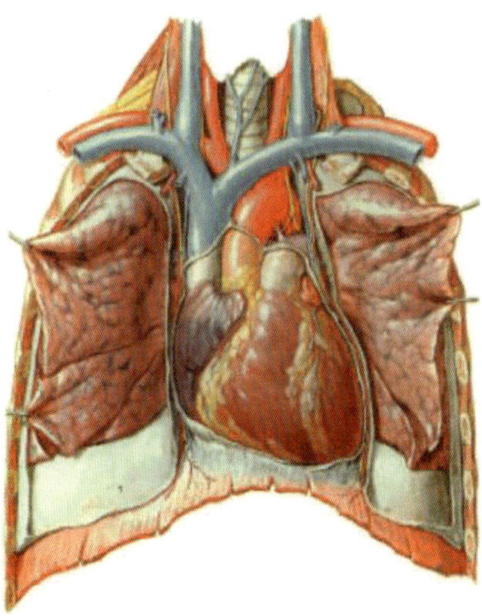

그림 3-1 | 심장의 구조
심장은 가슴의 약간 좌측에 위치한다.

심장은 별로 크지 않아 자기 주먹 하나만 하거나 두 손을 깍지 낀 것만하다. 무게는 보통 성인의 경우 350그램 정도된다. 운동선수인 경우 심장이 400그램 이상 되는 경우도 있다.

심장의 근육은 일을 하여도 피곤하지 않는 특수한 근육으로 되어 있어 밤낮으로 쉬지 않고 일을 할 수 있도록 설계되어 있다. 심장은 안정한 상태에서 분당 약 70번 박동하는데, 한번 박동하여 약 50~80cc 정도의 피를 내보내므로 분당 4~5리터의 혈액을 펌프질한다. 심장은 운동할 때에 맥박과 수축력이 향상되어 안정한 상태의 5~6배나 증가시킬 수 있는 예비력을 갖고 있다.

✚ 심장은 4개의 방과 4개의 판막으로 되어 있다

심장에는 2개의 심방과 2개의 심실이 있어서 모두 4개의 방으로 되어 있다. 이 중 오른쪽에 있는 것은 정맥혈을 받아서 폐로 보내는 역할을 하게 되는데 우심방과 우심실로 되어 있다. 왼쪽에 있는 것은 동맥혈을 폐로부터 받아서 우리 몸 전신으로 보내는 역할을 하게 되고 좌심방과 좌심실이라고 불린다. 이 4개의 방 중에서 가장 중요한 것은 좌심실이다. 왜냐하면 이 좌심실의 수축운동에 의해 피가 전신으로 공급되기 때문이다. 따라서 일반적으로 심장 기능이 어떤가 하는 것은 좌심실의 기능이 어떤가 하는 말과 같다고 할 수 있다.

심장에는 4개의 판막이 있다. 좌심방과 좌심실 사이에 있고 승려들이 쓰는 고깔과 비슷하게 생겼다는 승모판막, 대동맥판막, 우심방과 우심실 사이에 있는 삼천판막과 폐동맥판막이 있는데 이 중 중요한 것이 동맥피가 지나가는 승모판막과 대동맥판막이라고 할 수 있다. 판막의 기능은 피를 한쪽 방향으로 흐르도록 하여 피의 역류를 방지하는데 있다. 일반적으로 판막질환이라고 말하는 것은 이러한 판막이 좁아지거나 판막이 찢어 지거나 사이가 벌어져 피가 역류하는 것을 말한다.

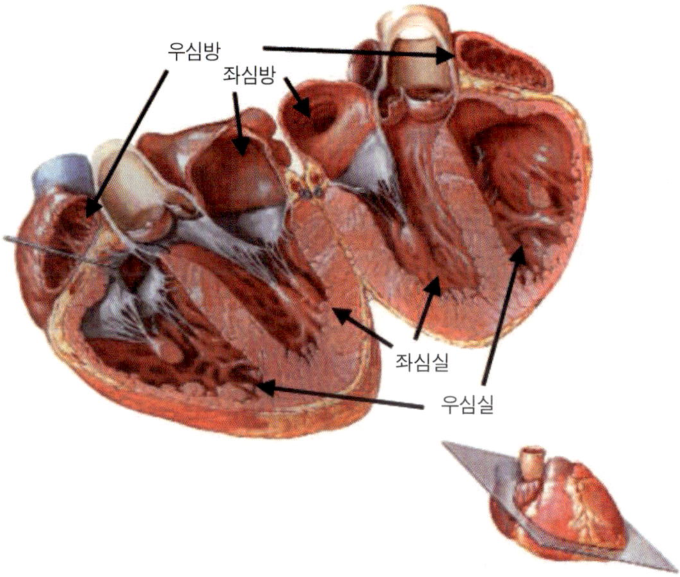

▲ 그림 3-2 | 심장 단면도 사진

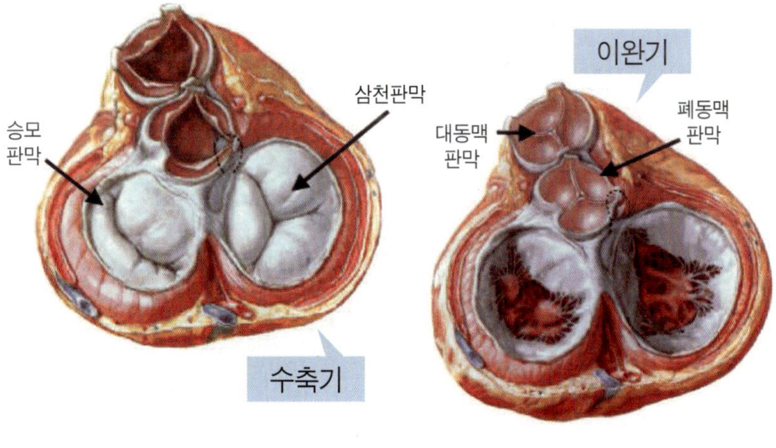

▲ 그림 3-3 | 수축기와 이완기의 심장 판막 사진

✚ 관상동맥이란?

심장이 피로를 모르는 특수한 근육으로 되어 있다고 하였는데 이 심장 근육에 산소와 영양분을 공급하는 동맥을 관상동맥이라고 한다. 이 관상동맥은 옛날 왕들이 머리에 썼던 왕관을 뒤집어 놓은 모양과 비슷하게 생겨서 관상동맥이라고 이름지어 졌다. 근래에 우리나라에서도 식생활 패턴이 변하고 수명이 연장됨에 따라 동맥경화증이 점점 더 큰 건강상의 문제가 되고 있어 관상동맥 질환의 중요성이 더하게 되었다.

관상동맥은 다음과 같이 크게 3가닥으로 되어있다.

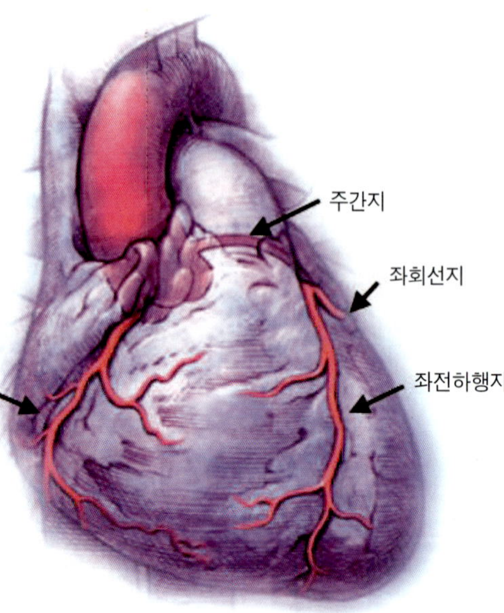

그림 3-4 | 심장의 관상동맥

• 좌전하행지(left anterior descending artery)
• 좌회선지(left circumflex artery)
• 우관상동맥(right coronary artery)

그 중 좌전하행지와 좌회선지는 주간지(left main)라는 좌관상동맥의 시작부위에서 갈라져 나온다.

2. 심장병에는 어떤 것들이 있나?

심장병은 크게 선천성 심장병과 후천성 심장병으로 구분할 수 있다. 선천성 심장병은 심장이 발생하는 단계에서 발육이 충분하지 않았거나 중단되어 생기는 것으로 많은 경우 유산되거나 태어나는 신생아의 0.5%에서 나타난다.

가장 흔한 선천성 심장병은 중격결손증이라는 것이다. 중격이란 정맥피인 우심방, 우심실과 동맥피인 좌심방, 좌심실을 나누어 주는 칸막이 같은 것인데 막혀 있어야 할 중격이 막히지 않으면 위치에 따라 심방 중격결손증, 심실 중격결손증이 되는 것이다. 심방 중격결손증은 그 중에서도 가장 흔한 선천성 심장병으로 별다른 증세가 없어 대개 30세 이전 까지는 모르고 지내거나 우연히 발견하는 경우가 많다. 그러나 나이가 많아짐에 따라 심부전이 진행되어 대개 10년 내에 사망하게 되므로 발견되면 수술을 해야 한다.

그 외의 선천성 심장병으로는 동맥관 개존증, 폐동맥 협착증, 팔로씨 4증후군, 대혈관 전위증 등이 있고 여러가지 병이 복합적으로 있는 경우도 있고 그 종류와 정도가 다양하다.

후천성 심장병은 크게 협심증, 심근경색증 등의 관상동맥 질환, 판막질환, 심장 근육 자체의 질환과 부정맥 등으로 나눌 수 있고 자세한 것은 이 책에서 기술하고자 한다.

04장
협심증

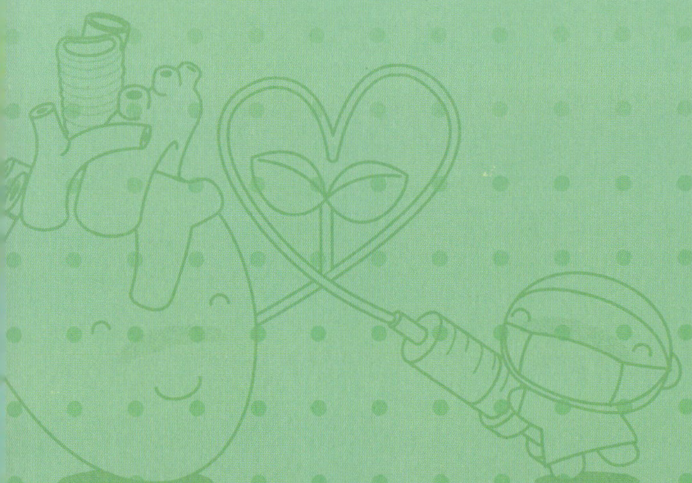

04_ 협심증

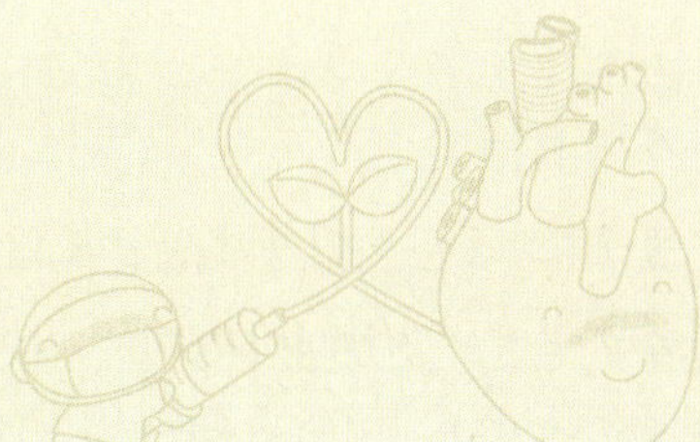

1. 협심증이란?

요즈음 우리나라에서 심장병이 늘어난다고 한다. 이 때 늘어나는 심장병이란 심장병의 여러 종류 가운데 동맥경화증과 연관되어 나타나는 협심증과 심근경색이다. 그 이유는 역시 근래에 기름진 음식을 많이 먹고, 비만, 당뇨 등 동맥경화증과 관련된 위험인자를 가진 사람이 많아지기 때문이다.

협심증이란 엄밀히 말하면 병명이라기 보다는 환자가 느끼는 증세를 말한다. 협심증은 가슴에 발생하는 통증이다. 관상동맥에 동맥경화증이 진행되어 혈관이 막히거나 좁아지게 되면 혈액순환이 제대로 이루어지지 않아 심장에 충분한 혈액이 공급되지 못하게 되고 그에 따라 심장 근육에 산소량이 부족하게 되어 환자가 가슴에 통증을 느끼데 되는 것이다. 옛날에 가슴앓이라고 하는 병이 많은 경우 협심증이나 심근경색을 말하지 않았나 생각된다.

2. 협심증의 원인은 관상동맥질환

협심증은 관상동맥이 동맥경화에 의해 좁아져서 생기는 병이다. 심장에 관상동맥은 좌전하행지, 좌회선지와 우관상동맥 등 크게 3가닥으로 나누어져 있어 심장에 두루 분포하고 있으나 위치에 상관없이 가슴에 나타나는 통증은 마찬가지이다.

동맥경화증은 여러가지 원인에 의해 나쁜 콜레스테롤이 혈관에 쌓여서 동맥경화성 병변이 진행되어 생기는 것인데, 이로 인해 혈관의 신축성이 없어지고 혈관의 내경이 좁아지게 된다. 이러한 동맥경화증은 젊은 나이에 시작되어 초기에는 아주 서서히 진행되어 50세 이후가 되면 협심증 같은 문제를 일으키게 되는 것이다. 한국 전쟁 당시 전사한 젊은 미국 병사들을 부검한 결과 이미 상당수에서 동맥경화증이 발견되기도 하였다.

협심증은 흔히 경제에서 말하는 수요와 공급의 균형이 깨질 때 일어나는 현상이다. 즉 심장에서 필요한 혈액의 양을 관상동맥을 통한 혈액 공급이 따라가지 못할 때 생긴다. 심장에서 혈액을 많이 필요로 할 때 즉 수요가 많아질 때는 심장 자체에 문제가 있는 경우로서 좌심실 비대, 대동맥 협착 등이 있거나 심장 외적인 문제로 빈혈이나 운동할 때, 추울 때, 흥분하거나 맥박이 빨라질 때 등이다. 또한 혈액 순환이 제대로 이루어 지지 않을 때, 즉 공급이 미치지 못할 때는 관상동맥 질환이 있어서 혈관이 좁아진 경우나 관상동맥 수축이 있을 때 이다.

이와 같이 심장의 근육에 필요한 만큼의 혈액을 공급할 수 없는 상태를 '심장 허혈상태' 라고 하고, 이러한 경우에 협심증이 생기는 것이다. 협심증은 가슴에 통증이 오는 것이지만 10~15%의 경우에서는 통증 대신에 호흡곤란 같은 숨이 찬 증세로 오는 경우도 있다. 또한 동맥경화증이 진행되어 관상동맥이 어느 정도 좁아질 때까지는 증상이 나타나지 않는데 대개 관상동맥이 70% 이상 좁아질 때까지는 증상이 나타나지 않는다.

3. 협심증의 종류

협심증에는 다음 3가지의 종류가 있다.

- 안정형 협심증
- 불안정형 협심증
- 변이형 협심증

✚ 안정형 협심증

안정형 협심증은 가만히 쉬고 있을 때는 증상이 없고 빨리 걷거나 계단을 오르거나 등산할 때 가슴의 가운데 부위가 쥐어 짜는 듯이 아픈 것을 말한다. 때로는 목이나 턱 부위, 왼쪽 어깨에서 왼팔 안쪽으로 통증이 퍼지는 것 같기도

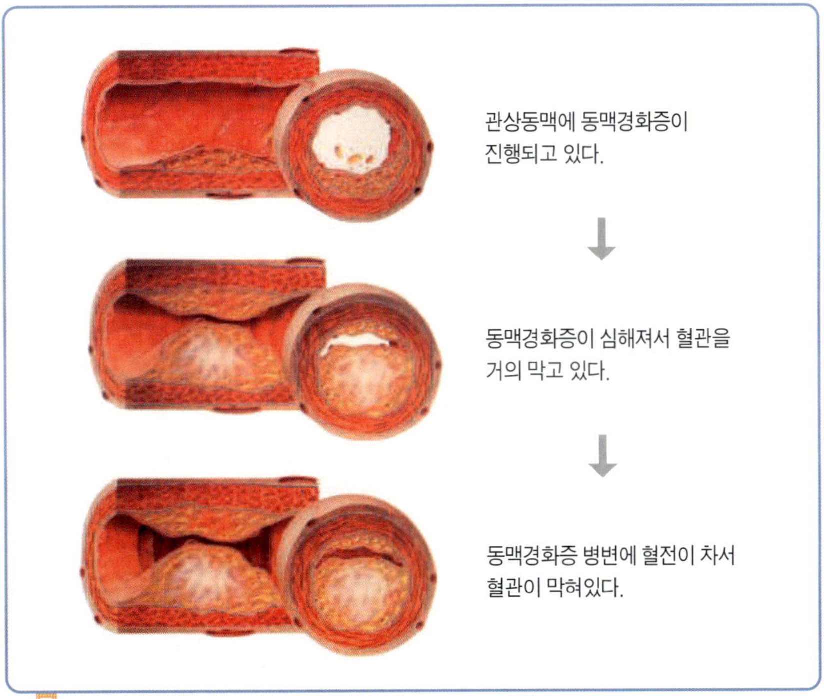

그림 4-1 | 동맥경화증의 진행

하다. 이 통증은 휴식을 취하면 3분 이내에 없어 지는 것이 특징이다.

가슴에 통증은 다양한 형태로 나타나서 가슴을 무엇이 꽉 짓누르는 느낌, 뻐근한 느낌, 가슴을 조이는 느낌, 가슴에 고추가루를 뿌려 아린 느낌 등 여러가지로 나타나기도 한다.

이 가슴 통증은 아침 시간이나 차가운 바람을 쏘이거나 식사 후에 더 잘 나타나고 운동을 중단하고 마음을 진정시키면 대개 3분 이내 길어도 20분 이내에 자연적으로 없어 진다.

이러한 협심증을 응급치료 또는 진단용으로 니트로글리세린을 사용해 보는 경우도 있다. 이 니트로글리세린은 심장의 관상동맥을 확장시키는 효과가 있기 때문에 혀 밑에 넣고 녹이면 흡수되어 대부분 2분 이내에 통증이 없어진다.

협심증이 오래된 사람들은 대개 어떤 상황에서 어느 정도의 활동으로 증상이 나타나는지 아는 경우가 많다. 이와 같이 통증의 발생이 예측 가능하다고 하여 안정형 협심증이라고 부른다.

이 안정형 협심증은 워낙 중요하고 통증이 전형적으로 나타나기 때문에 이것을 정리하여 보면 다음과 같다.

- 가슴의 가운데 부위가 운동할 때 아프다.
- 가만히 휴식을 취하면 통증이 3분 이내에 없어진다.
- 식사 직후나 차가운 바람을 쏘이거나 스트레스를 받으면 증상이 더 심해진다.
- 니트로글리세린 정제를 혀 밑에 넣고 녹이면 2분 이내에 증상이 없어진다.

✚ 불안정형 협심증

안정형 협심증은 동맥경화성 병변에 의해 관상동맥이 좁아져서 생기는 병이지만 불안정형 협심증은 관상동맥에 있는 이 동맥경화성 병변이 파열되어 혈전

안정형 협심증의 예

61세 남자인 이씨는 대기업에서 중요한 일을 맡고 있는 중역이다. 그는 평소에 건강하였고 활동적인 사람이다. 담배는 몇 년전 주위의 권유로 끊었고 혈압은 약간 높아서 혈압약을 하루 한번 복용해 왔다. 얼마 전 회사에서 하는 정기 검진 상 콜레스테롤이 265mg/dl로 나왔고 당뇨는 없었다.

이씨는 약 1년 반 전 회사에서 테니스 대회가 있어서 테니스 시합하던 중에 가슴에 통증이 와서 가만히 쉬었더니 증세가 없어졌다. 이후로 산에 오를 때도 가파른 곳을 올라가면 가슴이 뻐근하게 아프고 가만히 쉬면 곧 증세가 없어지곤 하였다.

이씨의 경우는 일단 증세로 보면 안정형 협심증에 해당한다고 할 수 있다. 병원에서 심전도 검사한 것은 정상으로 나왔다. 심장초음파 검사도 정상이라고 하였고 운동부하 검사를 하였더니 다소 이상은 있었으나 운동량은 좋았다. 이씨와 같은 안정형 협심증의 경우 치료에 있어서 두가지 방법이 있다. 첫째로 우선 약물치료를 할 수 있고 둘째로 관상동맥 조영술을 하여 필요하면 관상동맥 확장술을 하는 방법이다. 약물치료는 운동부하 검사상 운동능력이 좋은 경우 우선 시도해 볼 수 있을 것이다. 이씨의 경우는 아스피린과 나이트레이트 제제와 함께 콜레스테롤이 높은 상태에 있으므로 콜레스테롤저하제를 같이 사용하면서 경과를 볼 수 있다. 앞으로 증상이 악화되거나 운동부하 검사나 부하 심초음파 상 더 나빠지면 관상동맥 확장술을 고려할 수도 있을 것이다.

이 생겨서 혈관이 일시적으로 막혀 생기는 병이다. 따라서 안정된 동맥경화성 병변에 의해 생기는 안정형 협심증과는 달리 파열되거나 궤양이 생긴 불안정한 동맥경화성 병변에 의해 발생되는 불안정 협심증은 더 위험한 병이다.

이 불안정형 협심증의 증세의 특징은 다음과 같다.

- 안정시에도 통증이 나타난다.
- 1개월 이내에 새로 발생된 흉통
- 가벼운 활동에도 흉통이 발생되고 지속 시간이 길어진다.
- 안정형 협심증이 있던 사람이 흉통이 더 자주 발생하고 그 정도도 심해진다.

✚ 변이형 협심증

변이형 협심증은 혈관의 경련성 수축에 의해 발생된다. 우리가 추운 날씨에 밖에 나가게 되면 입술이 파래진다. 그 이유는 혈관이 열 손실을 막기 위해 수축하기 때문이다. 이와 같이 혈관 특히 동맥은 수축과 이완 현상을 보이는데 과도하게 혈관이 수축하는 현상을 혈관 경련이라고 한다.

변이형 협심증은 이러한 관상동맥의 경련성 수축에 의해 일어나는 병으로 보통 새벽이나 아침에 나타나고 낮이나 저녁에는 운동을 심하게 해도 나타나지 않는 것이 보통이다. 통증의 정도는 강하나 수분 내지 20분 정도 지속된다.

4. 협심증의 진단에는 증상이 가장 중요

협심증을 진단하기 위해서는 증상이 어떤가 하는 것이 가장 중요하다. 가슴에 통증은 있는데 어느 부위가 어떤 상황에서 아픈가 하는 것이다. 사실 협심증만큼 진짜 협심증은 아니면서 협심증과 유사한 가슴 통증을 호소하는 병도 많

변이형 협심증의 예

박씨는 54세 남자로 아파트 경비를 하고 있다. 담배는 하루 반갑 정도 피우고 있으며 별 다른 병은 없이 지내왔다. 약 2년 전 종합검진을 했는데 혈압이 약간 높게 나왔을 뿐 다른 것들은 다 정상이 나왔었다.

박씨는 얼마 전부터 아침이나 새벽 6시에서 8시 사이에 가슴이 아프곤 했다. 통증 때문에 아침에 자다가 잠을 깨기도 하였고 일어나 있는데도 아프기도 하였다. 통증은 오래 가지는 않았고 대개 2~5분 지나면 저절로 없어졌다. 전날 술을 많이 마신 다음날 아침에는 영낙 없이 이러한 통증이 있었다. 그러나 낮에는 이러한 통증은 전혀 없었고 빨리 걷거나 계단을 급히 오르거나 해도 괜찮았다. 며칠 전 등산을 했는데도 전혀 지장이 없었다.

박씨는 특히 술을 먹고 다음 날 이러한 증세가 나타나서 내과에서 내시경 검사도 하였는데 특별히 나쁜 것은 없다고 하였고 위장약을 복용해 보았지만 마찬가지 이었다. 그러다 그는 심장전문의를 찾게 되었다.

박씨의 경우 전형적인 변이형 협심증을 가지고 있는 사람이다. 이러한 경우 병원에서 심전도 검사를 해보면 정상으로 나온다. 홀터 검사(24시간 심전도 검사)를 해보면 통증이 있는 아침에 심전도상 이상 소견이 나올 수 있다. 이때 혀 밑에 녹이는 니트로글리세린을 넣으면 통증은 눈 녹듯이 없어진다.

이러한 경우 약물치료를 하면 대개 좋아진다. 약은 칼슘길항제를 사용한다. 특히 아침에 증상이 나타나기 때문에 저녁에 약을 먹는 것이 도움이 될 때도 있다. 술을 많이 마신 다음날 특히 이 증상이 나타나는 이유는 술을 마시면 혈관이 확장되다가 반대로 술이 깰 때가 되면 관상동맥이 수축하는 현상이 나타나기 때문이다.

지 않다. 그러한 경우를 전형적인 통증이 아니라고 하여 '비정형 흉통' 이라고 부르고 다음과 같은 경우이다.

- 가슴의 좌측이나 우측이 몇 시간이나 하루 종일 아프다.
- 아픈 부위를 만지면 통증이 줄어든다.
- 아픈 부위가 여기저기 움직인다.
- 가슴에 담이 든 것처럼 결리거나 바늘로 찌르는 듯 아프다.
- 가만히 있을 때 아프로 운동하거나 다른 일에 집중하면 통증이 없어진다.
- 옆으로 눕거나 자세를 바꿀 때 통증이 변한다.

그러나 나이가 많거나 당뇨가 있는 경우는 진짜 협심증이라 하더라도 증세가 워낙 애매하게 나타나기 때문에 심장 전문가에게 의뢰하여 진단을 확실히 받는 것이 중요하다. 협심증을 진단하기 위한 검사 방법으로는 심전도, 운동부하 심전도 검사, 심초음파 검사, 심장 핵의학 검사, 관상동맥 조영술 등이 있다.

5. 협심증 이외에 흉통을 유발하는 문제들

가슴에 발생하는 통증 즉 흉통의 원인은 다양하기 때문에 협심증은 오진이 많은 것이 사실이다. 가슴에는 심장 뿐만 아니라 폐, 식도를 비롯하여 갈비 뼈, 인대 및 근육 등의 기관이 있고 이러한 곳에서 통증이 유발될 수도 있다. 심지어는 위장, 간 질환도 애매하게 나타나서 협심증과 감별하기 어려운 경우가 있다.

이 중에서 가슴의 근육에서 일어나는 통증이 가장 흔하며 이러한 경우 비스테로이드성 소염제나 근육이완제 등으로 통증이 조절된다. 그 외의 문제들에 의해 흉통이 발생한다면 그 원인 질환을 해결해 주어야 할 것이다.

협심증과 유사한 예

김씨는 55세의 가정주부이다. 평소 팔 다리 등 여기 저기 아픈 적은 있었지만 큰 병 없이 살아왔다. 약 2년 전부터 왼쪽 가슴이 우리하게 아프기 시작하였다. 한 번 아프면 약 1~2시간 통증이 지속되기도 하였고 가슴 가운데가 아프기도 하였다. 무슨 일 때문에 신경을 많이 쓰면 더 심해지는 것 같기도 하다. 저녁 때가 되면 아픈 증상이 더 나타나고 낮에 다니거나 무슨 일을 집중해서 하고 있으면 통증을 잊어 버린다.

가까운 병원에서 흉부 X선 사진, 심전도를 찍어 보았는데 정상이었고 운동부하 검사에서는 운동을 충분히 하지는 못했지만 특별한 이상 소견은 없었다. 홀터 검사도 해 보았는데 이상이 없었다.

김씨의 경우는 흉통은 있으나 협심증은 아니다. 우선 가슴이 아픈 곳이 여기저기 옮겨 다니는 경우는 협심증이 아니다. 또한 협심증은 무엇을 집중해서 일한다고 잊혀질 만한 것도 아니다. 김씨의 경우는 건강과 심장에 문제가 없다는 자신감을 가지고 등산이나 수영 등 적절한 운동을 하면서 즐겁게 살면 문제가 없어지게 될 것이다.

6. 협심증을 진단하기 위한 검사들

✚ 심전도 검사

심전도 검사는 심장병을 진단하는데 기본적인 검사이다. 심전도라는 것은 심장에서 나오는 전기적인 전달을 기록하는 것으로 심근경색증이나 부정맥이 있을 경우에 진단을 내릴 수 있는 중요한 검사이다. 또한 심근 비후증이나 고혈압이 오래 되어 심장이 비대해진 경우도 심전도 검사가 도움이 될 수 있다.

협심증은 증상이 없는 경우 대개 정상으로 나온다. 그러나 가슴에 통증이 있는 경우 심전도 검사를 하면 심전도 상에 변화가 나타나 진단을 내릴 수 있다.

✚ 운동부하 심전도 검사

운동부하 검사는 운동을 통해 심장에 스트레스(부하)를 주어 심장의 반응을 보고자 하는 검사이다. 이 방법은 심장에 부하를 점차 증가시키면서 심근의 산

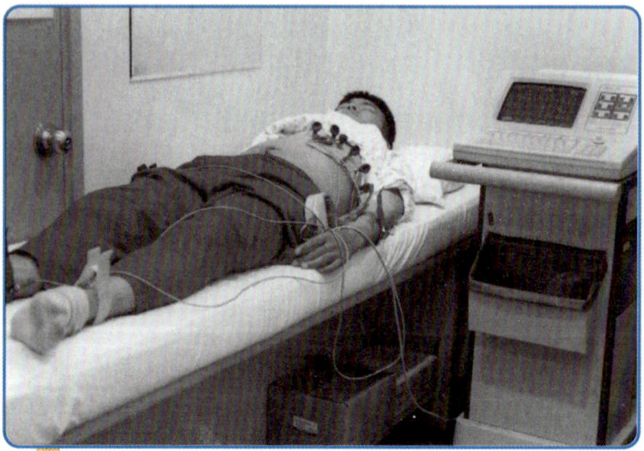

그림 4-2 | 심전도 검사

소요구량을 증가시킬 때 혈압, 맥박, 심전도 등을 지속적으로 검사하여 변화 유무를 관찰하는 방법이다.

운동은 과거에는 층계를 오르락 내리락 하면서 하기도 하였으나 요즈음에는 정지된 운동용 자전거나 러닝 머신(트레드밀)을 이용한다.

트레드밀을 이용한 운동부하 검사는 일반적으로 4단계로 되어 있어 단계가 증가할수록 속도와 경사 정도가 심해지도록 되어 있다. 이때 관상동맥 질환이 있는 경우는 심장의 박동수와 혈압이 증가함에 따라 심장의 산소요구량을 따라갈 수 없어 협심증의 증세가 나타나고 심전도에 허혈에 의한 변화가 나타나는 것이다.

정상적으로는 운동량이 증가함에 따라 심장 박동수와 혈압이 증가하는데 관상동맥 질환이 심한 사람은 오히려 박동수가 느려지거나 혈압이 떨어지는 수가 있다.

협심증이 있는 경우 이외에도 운동부하 검사는 여러 심장 질환의 진단과 예후를 평가하는데 유용하다. 다음은 일반적인 운동부하 검사의 유용성에 관한

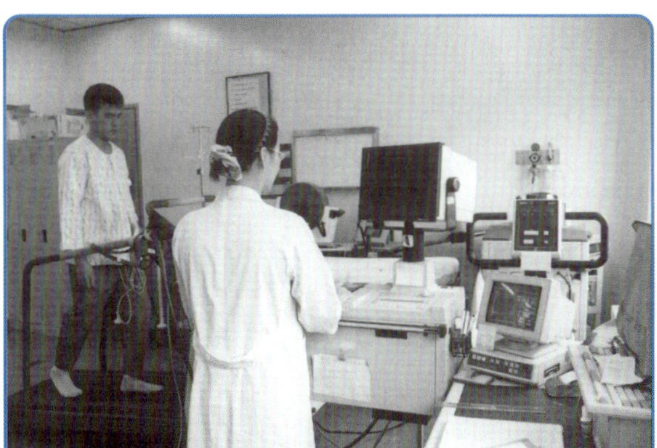

그림 4-3 | 운동부하 심전도 검사

것들이다.

- 협심증을 진단할 수 있다.
- 협심증이 있는 경우 심한 정도, 예후 등을 판정할 수 있다.
- 심장 기능이 떨어져 있는 경우 운동량을 평가하여 향후 운동에 관한 지침을 줄 수 있다.
- 부정맥이 있는 경우 부정맥을 유발하거나 치료 경과를 판정할 수 있다.

✚ 심초음파 검사

심초음파 검사는 초음파를 이용하여 심장의 구조적 기능적 이상을 알아내는 검사 방법이다. 심장의 크기, 심장 벽의 두께, 심장 벽 근육의 수축 운동 및 심장 판막의 이상 등을 정밀하게 알 수 있다. 또한 도플러의 원리를 이용하여 심장 판막과 혈관의 혈류 패턴을 분석하는 방법도 이용되고 있다.

검사 방법은 비교적 간단하여 환자가 왼쪽으로 45도 정도 돌아 누운 상태에서 검사하고 환자에게는 아무 고통이 없는 방법이지만 심장에 관해서는 가장

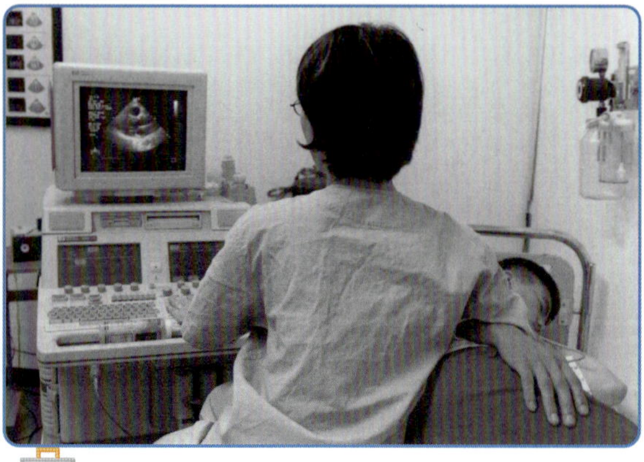

그림 4-4 | 심초음파 검사

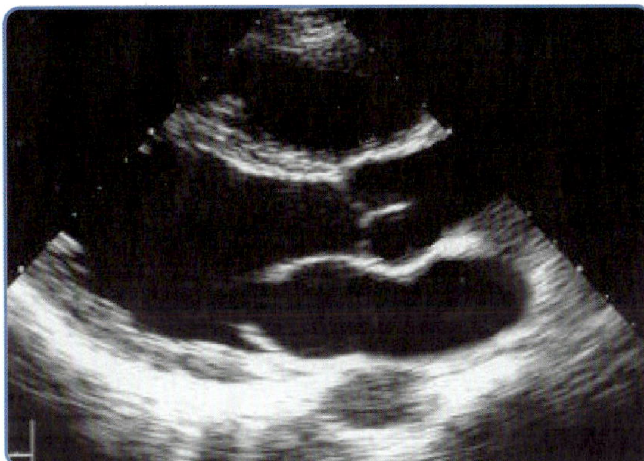

그림 4-5 | 심초음파 사진

많은 정보를 알 수 있는 방법이다.

✚ 부하 심초음파 검사

협심증 환자의 경우 심장의 전체적인 기능은 일단 초음파 검사로 알 수 있지만 협심증을 정확히 진단하기는 어렵다. 이때 시행하는 것이 부하 심초음파 검사이다.

심장에 부하를 주는 방법은 도부타민과 같은 약물을 투여하는 방법과 충분한 운동을 하도록 하는 방법이 있다. 이 방법은 협심증을 거의 90% 정도 진단할 수 있고 협심증이 심장의 어느 부위에 얼마나 넓게 오는지 알 수 있다.

이 검사 방법은 다음과 같다.

- 누운 상태에서 기본적인 심초음파 검사를 하여 심장의 수축 기능을 확인한다.
- 환자가 러닝머신이나 고정 자전거로 운동을 하거나 약물을 투여하여 심장에 부하를 준다.

• 다시 누운 상태에서 심초음파 검사를 하여 심장 부하가 있는 상태에서 심장의 수축 기능을 확인한다.

정상적으로는 심장에 부하를 줄 때 심장의 수축 기능이 증가하지만 협심증이 있어서 심근에 허혈이 있는 상태에서는 수축 기능이 오히려 감소하기 때문에 관상동맥 질환이 있는 부위를 알 수 있다.

관상동맥 질환이 심할수록 심장에 적은 정도의 부하를 주어도 부하 심초음파 검사에서 이상소견이 나오기 때문에 이 검사에서 정상으로 나왔다면 협심증이 없거나 있다고 하더라도 장기적인 예후가 좋다고 말할 수 있다.

✚ 심장 핵의학 검사

심장 핵의학 검사는 방사성 동위원소를 이용하여 심장의 허혈성 부위를 찾아내는 방법이다. 주로 탈륨 같은 동위원소를 이용하는데 이 동위원소를 정맥에 주사하면 심장의 정상 부위에는 탈륨이 정상적으로 잘 들어가지만 혈액순환이 좋지 않은 허혈 부위에는 들어가지 못해 협심증의 유무와 함께 협심증을 유발하는 부위와 범위를 볼 수 있다.

이 방법은 약물이나 운동으로 심장에 부하를 주어 협심증 환자에서 심장에 허혈 상태를 유발한 후에 감마카메라로 1차 촬영을 하고 4시간 후에 다시 촬영을 하여 허혈 부위를 비교하게 된다. 정상적인 경우에서는 1차 촬영과 2차 촬영에서 탈륨이 골고루 잘 분포되는 것을 볼 수 있는데 협심증인 경우에는 1차 촬영에서 허혈 부위가 나타났다가 2차 촬영에서는 이 허혈 부위가 없어지게 된다. 또한 이 검사 방법으로 협심증과 심근경색증의 구별도 가능한데 2차 촬영에서도 이 허혈 부위가 남아 있으면 심근경색증이라고 할 수 있다.

✚ 관상동맥 CT검사

협심증같이 관상동맥 혈관질환이 의심되거나 좀 더 정밀한 검사를 필요로 하는 경우 관상동맥 CT(컴퓨터 단층촬영)검사를 한다. 관상동맥 CT검사는 조영제 주사를 맞고 하게 되는데, 심장에 산소와 영양을 공급하는 관상동맥의 상태를 확인하여 협심증이나 심근경색증의 위험성을 체크할 수 있다.

이 검사의 문제점은 심장이 항상 움직이는 장기이므로 관상동맥을 찍으려면 일시적으로 많은 양의 방사선이 들어간다는 데에 있다. 보통 한번 촬영할 때 일반 X-선의 300~500배에 이르는 방사선에 노출되므로 젊은 사람(45세이하)이나 유방암의 가족력이 있는 여성에서는 이 검사가 권장되지 않는다.

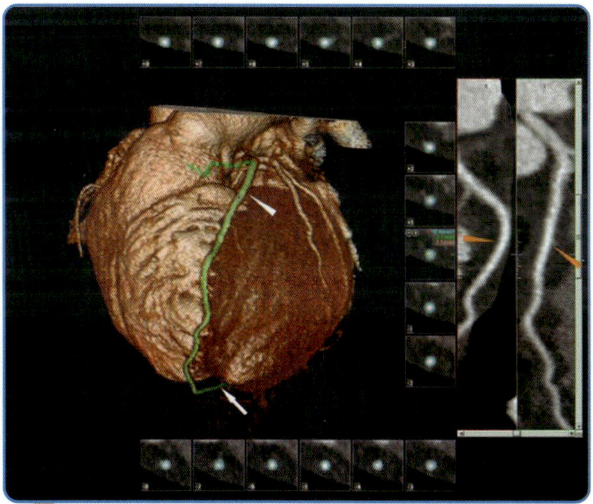

그림 4-6 | 관상동맥 CT검사

✚ 관상동맥 조영술

관상동맥 조영술은 사타구니의 대퇴동맥이나 팔목의 요골동맥을 이용하여 심장의 관상동맥에 작은 관을 넣고 조영제를 투입하여 관상동맥을 직접 관찰하는 방법이다. 이 검사는 관상동맥이 좁아진 정도를 파악할 수 있기 때문에 가장 정확한 방법이라고 할 수 있다.

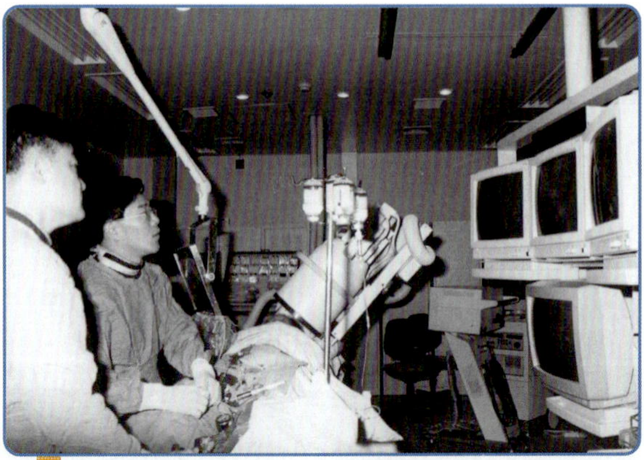

▲ 그림 4-7 | 심장혈관 조영술

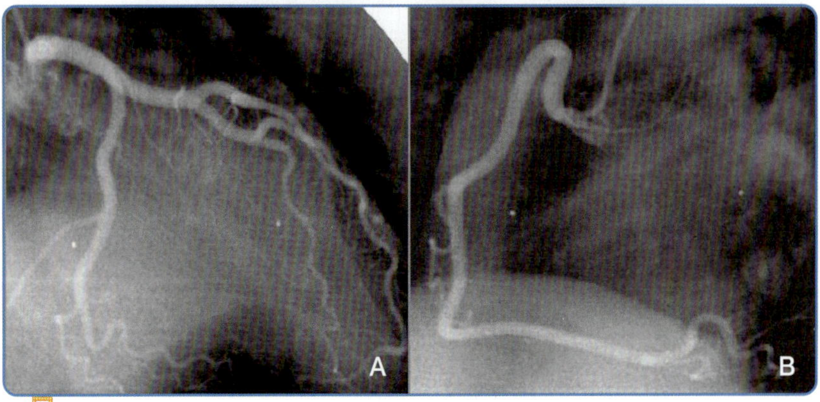

▲ 그림 4-8 | 관상동맥 조영술 사진 A : 좌관상동맥, B : 우관상동맥

이 방법은 안전하기는 하지만 사람 몸에 관상동맥까지 관을 집어 하는 침습적 방법이므로 환자에게 고통을 줄 수 있고 아주 드물게는 조영제에 의한 알레르기 반응이나 뇌졸중, 심근경색증이 발생할 수 있고 극소수의 경우에는 사망할 수도 있다.

7. 협심증의 치료

✚ 위험인자를 조절하는 것이 우선

협심증을 유발하는 동맥경화증의 위험인자는 흡연, 고혈압, 고지혈증, 당뇨병, 비만 등인데 협심증의 치료를 위해서는 이러한 위험인자를 제거하거나 줄이는 것이 우선이다. 또한 적당한 운동을 꾸준하게 지속하여 체중을 조절하고 정신적인 스트레스를 제거하는 것이 좋다.

식사는 지방 섭취가 많은 고기류의 돼지고기, 소고기와 닭고기 껍질 등을 피하고 콜레스테롤이 많이 들어 있는 계란 노른자나 굴, 새우, 조개 등의 갑각류를 피하는 것이 좋으며 흡연은 절대 금해야 한다.

✚ 약물치료

최근에 심장병 치료에 좋은 약물들이 많이 개발되어 있어 협심증의 증상을 호전시키는 것 뿐 아니라 합병증이나 사망률을 낮추는 것으로 알려져 있다. 따라서 안정형 협심증의 경우 일단 약물치료를 충실히 시행하여 경과를 보는 것도 좋다.

충분한 약물치료에도 불구하고 협심증 증상이 계속되거나 불안정형 협심증의 경우에는 관상동맥 조영술을 시행하여 풍선도자를 이용한 확장성형술이나 스텐트 시술을 시행하거나 필요에 따라 관상동맥 우회로술이 필요하기도 하다.

(1) 설하정 니트로글리세린

설하정 니트로글리세린은 협심증의 진단과 치료 목적으로 사용할 수 있는 약물이다. 가슴이 아파서 협심증이 의심될 때 이 설하정 니트로글리세린을 혀 밑에 녹이면(먹는 것이 아님) 협심증의 경우는 보통 1분 이내에 통증이 눈 녹듯이 없어진다. 협심증이 아닌 경우는 니트로글리세린을 수차례 사용하여도 통증이 호전되지 않는다. 이 약을 진단 목적으로 사용할 때는 이와 같이 먹지 않고 혀 밑에 넣고 녹임으로써 반응을 보는 것이다.

니트로글리세린은 강력한 혈관확장제이다. 따라서 좁아진 관상동맥을 확장시켜서 혈액순환을 도와주는 약인데 문제는 관상동맥만 확장시키는 것이 아니라 뇌혈관도 확장시켜서 두통이 일어나는 수가 있다. 또한 혈압이 일시적으로 떨어질 수 있어 어지러운 증세가 나타나는 경우가 있으므로 앉은 상태나 누운 상태에서 복용해야 한다.

이 약에 대해 한가지 주의할 점은 햇빛에 노출되지 않도록 갈색 병에 넣어 보관할 것이며 낱개로 꺼내 가지고 다닐 때는 약 3개월 정도 지나면 그 약효가 현저히 줄어든다는 것이다. 갈색 병에 넣어 보관할 경우 약 6개월 동안 사용이 가능하다. 일반적으로 니트로글리세린은 혀 밑에 넣어서 약간 짜릿한 자극을 느낄 수 있을 때 까지만 유효하므로 이 점에 유의해야 한다.

니트로글리세린을 혀 밑에 넣어 투여하는 방법외에 입 안에 뿌려주는 스프레이 방법이 있는데 이것은 약 2년간 사용이 가능하다. 한동안 니트로글리세린을 연고 패취(patch)로 만들어 피부에 붙여서 약물이 체내로 서서히 흡수되게 만들어 24시간 동안 치료효과를 지속시키고자 하는 방법이 있었으나 가격이 비교적 비싸고 24시간 동안 계속 투약되고 있는 상태이므로 약에 대한 내성이 생겨서 그 치료효과가 감소되어 현재는 거의 사용하지 않는다.

(2) 경구용 나이트레이트 제제

위에 설명한 설하정 니트로글리세린은 작용시간이 약 10분에서 20분에 불과하기 때문에 이 약효를 장시간 유지하도록 하여 하루에 한번 내지 두번 복용하도록 하는 약물이 개발되어 있다. 현재 사용하고 있는 약물로는 엘란탄, 이소켓, 이소트릴, 이소비드, 앤지비드 등이 있다.

또한 나이트레이트 제제 만으로 협심증 증상이 충분히 호전되지 않을 때 니코란딜, 시그마트 등을 하루 두번 내지 세번 병용해서 사용하여 효과를 보는 경우도 많다. 이 약을 처음 사용하는 경우 수일 내에 두통이 있을 수 있지만 며칠 지나면 대개 사라진다.

(3) 아스피린

아스피린이 불안정형 협심증과 심근경색증이 있는 환자에서 사망률을 20~30% 낮춘다고 알려지면서 아스피린은 허혈성 심장병과 뇌졸중에 가장 중요한 약 중의 하나가 되었다. 이는 협심증의 증상을 호전시키는 것보다 협심증, 심근경색증 이나 심장마비 등의 재발이나 발생을 예방해 주기 때문이다.

원래 아스피린은 해열 진통제로 사용되던 오래된 약이다. 그러나 심장병, 뇌졸중의 예방을 위해서는 해열 진통 목적으로 사용하는 10분의 1의 용량만 사용하여 하루 한번 100~200 mg을 사용하면 충분하다.

심근경색증이나 뇌졸중은 혈관의 동맥경화성 병변이 파열되어 혈전이 급속히 발생하고 이것이 혈관을 막아서 일어나는 병인데 아스피린은 이러한 혈전이 생기는 혈소판의 응집을 막아 주는 효과가 있다.

이때 사용하는 아스피린은 용량이 작으므로 소아용 아스피린(베이비 아스피린)을 사용하는데 아스피린을 복용할 경우 위장장애가 나타나는 것이 가장 큰 문제이다. 위에 부담을 주고 속이 쓰리며 경우에 따라서는 드물게 위궤양이나 위출혈이 발생할 수도 있다. 요즈음에는 위에 부담을 줄이기 위하여 코팅되어 있는 아스피린이 나와 이러한 부작용을 줄이고 있다. 또한 드물게는 아스피린에 의해 피부에 멍이 잘 드는 수가 있는데 이는 약의 용량을 더 줄이면 없어진다.

(4) 베타차단제

베타차단제는 협심증과 심근경색증이 있는 환자에서 사망률을 줄이고 생명을 연장시키는 것으로 알려져 있다. 이 약은 혈압과 맥박수를 떨어뜨리는 효과가 있어서 협심증 뿐만 아니라 고혈압의 치료를 위해 사용되기도 한다.

일반적으로 운동을 하거나 흥분을 하면 혈압과 맥박수가 증가하여 심장에 부담을 주고 산소요구량이 많아져 협심증의 증세가 나타나는데 베타차단제는 혈압과 맥박수의 증가를 억제하여 효과를 나타낸다.

이 약을 사용할 경우 무기력증이나 남성의 경우 발기부전이 나타날 수 있다. 또한 기관지 천식을 악화시킬 수 있으므로 천식이 있는 환자에서는 주의를 요한다. 이 약은 국내에 인데랄, 칼반, 아테놀롤, 테놀민, 카베디롤, 모노콜, 케론, 콩코르 등의 이름으로 현재 나와 있다.

(5) 칼슘길항제

이 약은 혈관을 확장시켜서 협심증을 예방하고 혈압을 떨어뜨려서 협심증과 고혈압의 치료로 사용된다. 우리 몸 속의 혈관이 수축하기 위해서는 칼슘이 세포 속에 들어와야 하는데 이 칼슘길항제가 칼슘이 들어오는 통로를 차단함으로써 혈관을 확장시키고 결과적으로 혈압을 낮추고 심장 근육에 혈액순환을 좋게

하는 것이다.

협심증 중에서도 변이형 협심증의 경우 관상동맥의 수축에 의해 발생하는 병이므로 이 칼슘길항제가 가장 효과적이다.

이 약에는 헤르벤, 이솝틴, 노바스크, 아달라트, 시나롱, 다이나서크 등이 있다.

(6) 콜레스테롤 저하제

최근에 심장병이 없는 일반인에게도 콜레스테롤 저하제 중의 하나인 스타틴 제제가 심장마비와 중풍 등의 발생을 억제하는 것으로 알려지면서 콜레스테롤 저하제에 관한 관심이 커지고 있다.

협심증이 있는 경우 총 콜레스테롤을 낮추어 200 mg/dl 이하로 유지하는 것이 중요하다. 특히 저밀도지단백에 붙어 있는 나쁜 콜레스테롤을 낮추는 것이 중요한데 협심증이 있는 경우 미국 보건성에서는 100 mg/dl 이하로 내리는 것을 권장하고 있다.

한편 고밀도지단백에 붙어 있는 좋은 콜레스테롤은 동맥경화성 병변에 침착되어 있는 콜레스테롤을 제거해 주는 역할을 하여 이것이 많을수록 좋다. 이 좋은 콜레스테롤은 45 mg/dl 이상이 권장되고 있으며 35 mg/dl 이하이면 동맥경화증의 위험인자 중의 하나가 된다.

콜레스테롤 저하제로는 로피드, 리피딜과 메바코, 조커, 리피토 같은 스타틴 제제들이 있다.

✚ 관상동맥 확장술

관상동맥 확장술은 수술하지 않고 피부를 통해 작은 관을 넣어 심장 혈관을 확장시켜 주는 방법이다. 이 방법은 1977년 독일에서 협심증이 있는 환자에서 처음으로 시행된 이래 전세계적으로 시행되고 있다.

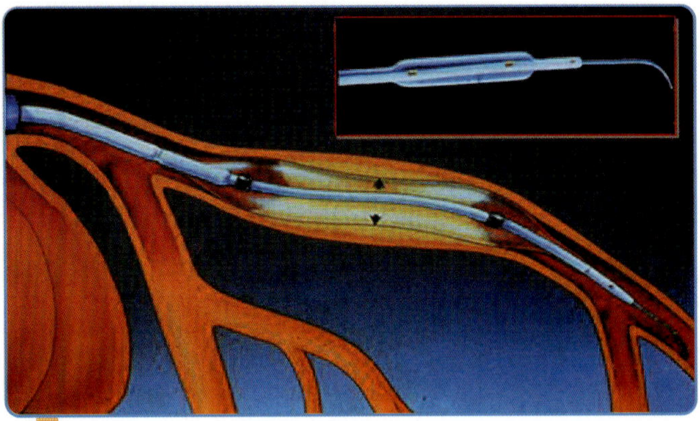

그림 4-9 | 관상동맥 풍선확장술

팔목이나 사타구니에 있는 혈관을 이용하여 특수하게 제작된 풍선도자가 달린 가느다란 관을 심장의 좁아진 관상동맥에 위치시켜서 밖에서 풍선을 액체로 부풀려 좁아진 부위를 넓혀 주는 시술이다. 이 방법은 전신마취를 하지 않고 국소 마취 만으로 시행할 수 있다는 장점이 있다.

관상동맥 확장술의 가장 큰 문제점은 넓혀준 혈관 부위가 재발 즉 다시 좁아지는 현상(재협착)이다. 이 재발은 이 시술의 약 40%에서 일어나므로 재발율이 매우 높은 것이다. 재발이 발생하는 원인은 혈관 자체의 직경이 줄어들거나 혈관내 세포가 증식되어 발생되며 재협착이 일어나는 경우 대개 시술의 6개월 이내에 발생하기 때문에 6개월 내에 재발되지 않으면 이후에도 괜찮다고 말할 수 있다. 드물게는 관상동맥 확장술 시술 중이나 직후에 혈관이 막혀 심근경색증이나 심장마비가 발생할 수 있다.

✚ 관상동맥 스텐트 시술

관상동맥 확장술을 시행하는 풍선도자에 그물망(스텐트)을 입혀 혈관을 확

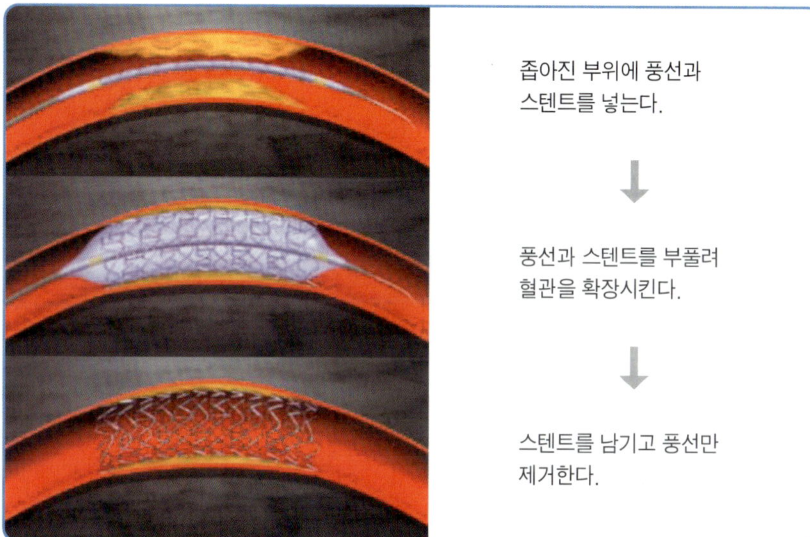

그림 4-10 | **관상동맥 스텐트 시술**

장시키는 방법이 개발되어 있다. 이 방법은 혈관의 크기가 2.5~3 mm 이상되어야 시행할 수 있고 시술 방법은 관상동맥 확장술과 유사하다.

금속으로 만들어진 스텐트가 혈관을 잘 지탱하여 주기 때문에 풍선도자 만을 이용한 방법에 비하여는 재발율이 적어서 약 20%에서 재발하는 것으로 알려져 있다.

이 시술 방법의 문제점은 스텐트라는 이물질을 몸 안에 넣어 두는 것이기 때문에 이물질에 의한 반응으로 스텐트 안에 혈전이 생길 수 있으므로 시술 후 1달간은 항혈소판제를 복용하여 혈전을 예방해야 한다.

역시 이 방법의 가장 큰 문제는 약 20%에 달하는 재발이다. 일단 관상동맥 확장술이든 스텐트 시술이든 재발되어 다시 시술하게 되면 재발율은 더 높아져서 50% 이상이 된다.

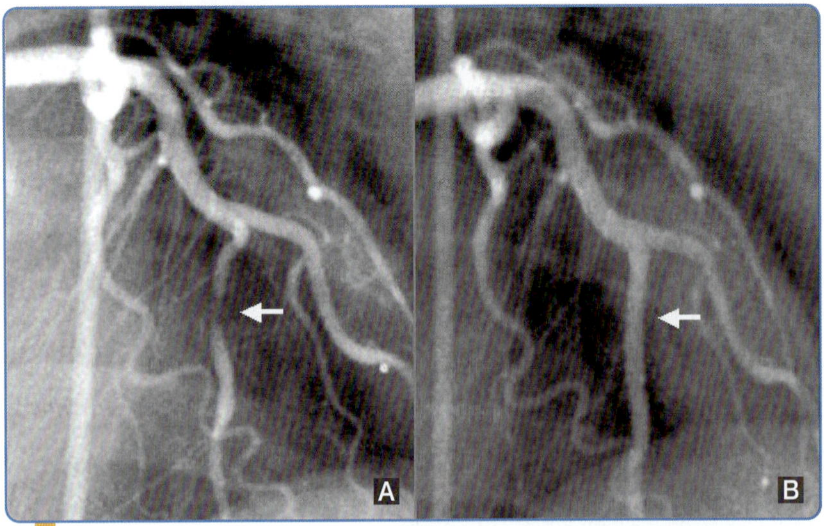

그림 4-11 | 관동맥 협착이 었었던 환자에서 스텐트 시술 전(A) 후(B) 사진

최근에는 이러한 높은 재발을 막기 위해 국소적으로 소량의 방사선을 투여하거나 스텐트에 재발을 방지하는 약을 입혀서 시술하는 방법들이 개발되고 있다. 필자는 1998년 우리나라에서는 처음으로 홀미움이라는 방사선 동위원소를 이용하여 스텐트 시술 후 재발된 환자에서 국소적 방사선 치료를 시행하여 좋은 결과를 얻어 국내와 외국학회 발표한 바 있다.

✚ 약물 방출형 스텐트 시술

관상동맥 확장술 후 혈관이 재협착 되는 것을 방지하기 위해 2000년대 초 개발된 것이 '약물방출형 스텐트이다. 이는 철망(스텐트) 외부에 얇은 플라스틱막을 씌우고 여기에 조직이 자라는 것을 억제하는 약물을 코팅한 것이다. 재협착률이 5~8% 정도로 획기적으로 감소되어 국내에서도 많이 시행되고 있다.

한편 현재의 약물방출형 스텐트는 재협착률은 낮지만 철망이 닿는 부분에서 혈전이 형성되는 것이 단점이다. 혈전이 생기면 혈관 내벽 조직이 다시 자라지 않아도 혈전에 의해서 혈관이 다시 막힐 수 있다. 이 때는 응급상황으로 이를 방지하기 위해 환자는 시술 뒤 아스피린과 함께 플라빅스나 클로피도그렐 같은 혈전방지 약을 적어도 1년 이상은 복용해야 한다.

최근에는 철망 대신 체내에서 저절로 녹는 플라스틱 재질로 약을 바르는 막 부분만 만들어 삽입하는 스텐트도 개발되고 있다. 녹는 플라스틱 재질의 스텐트는 혈전이 발생하는 위험을 많이 줄일 수 있을 것으로 기대된다.

✚ 관상동맥 우회로술

관상동맥 우회로술은 전신마취 하에 가슴을 열고 막힌 관상동맥에 우회로를 만들어 혈액순환을 도와 주는 수술이다. 이 방법은 관상동맥이 막히거나 좁아져 있어서 관상동맥 확장술이나 스텐트 시술이 어렵거나 불가능할 경우에 시행한다.

우회혈관을 만들 때 이용되는 혈관으로는 가슴으로 가는 흉부동맥(내유동맥)이나 다리의 정맥의 일부를 이용하는데 대동맥에서부터 막힌 부분을 우회하여 관상동맥에 연결하여 준다.

주로 주간지라고 불리는 좌측 관상동맥의 기시부나 관상동맥 3가닥 모두 병이 있을 경우에 시행하고 가슴을 열고 심장을 정지시킨 상태에서 하는 것이어서 대수술이지만 수술 방법이 많이 발전되어 수술과 연관된 사망률이 2% 이하이다.

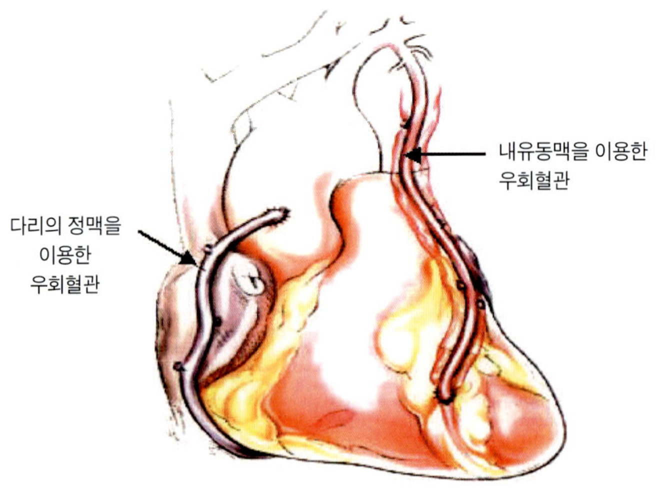

그림 4-12 | 관상동맥 우회로술

05장
심근경색증

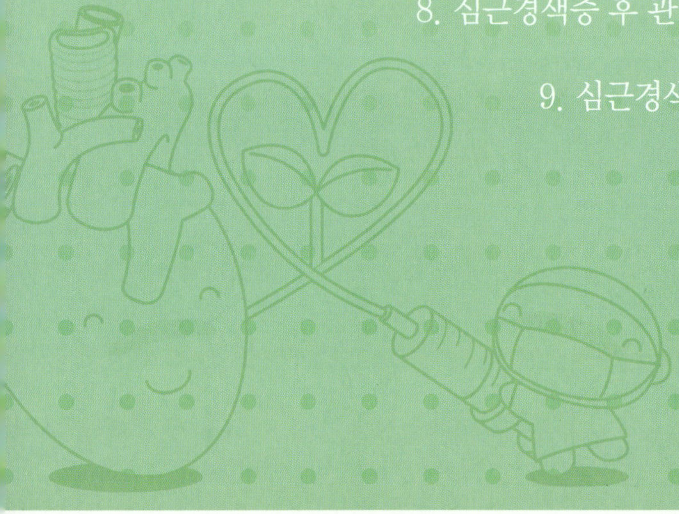

05_ 심근경색증

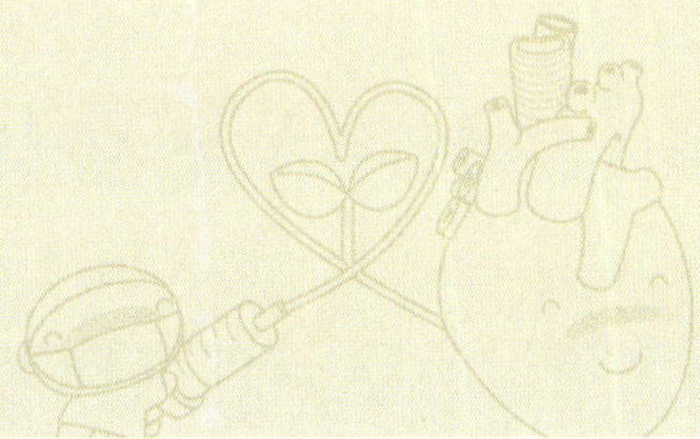

1. 심근경색증이란?

심근경색증은 관상동맥이 완전히 막혀서 심장의 일부가 혈액순환이 되지 않는 상태를 말한다. 대개는 관상동맥에 동맥경화성 병변이 있다가 이 병변이 파열되어 혈전이 급속히 진행되어 발생한다.

이 심근경색증은 대단히 위험한 병으로 일단 심근경색증이 발병되면 약 20~30%에서 사망하게 되고 그 중에 절반 가량은 병원에 도착하기 전에 사망한다. 사망원인은 심근경색증으로 인해 심장의 수축이 제대로 일어나지 않는 심한 심부전증이나 심실세동 같은 부정맥이 일어나기 때문이다.

그러나 요즈음에는 급성 심근경색증의 치료에 혈전용해제 등 여러가지 약물들의 사용과 심장 집중 치료실의 이용 등으로 인한 적극적인 치료로 사망률이 많이 줄어들었다.

심근경색증은 주로 동맥경화증이 진행된 나이 많은 사람에게서 많이 발생하였으나 최근에는 식생활 패턴의 변화 등으로 인해 40~50세의 경우에도 흔하게 나타나고 있다.

협심증이 심근경색증으로 진행하기도 한다. 통계에 의하면 협심증을 제대로 치료하지 않을 경우 협심증 환자의 약 25%는 죽기 전에 심근경색을 일으킨다. 그러므로 협심증을 적절하게 치료하고 동맥경화가 진행되지 않도록 건강관리를 잘 하는 것이 무엇보다 중요하다고 하겠다.

2. 심근경색증은 왜 생기나?

과거에는 심근경색증이 동맥경화가 진행되어 동맥경화성 병변이 혈관을 막아서 생긴다고 생각하였다. 그러나 근래에는 의학이 발전함에 따라 심근경색증은 관상동맥에 진행된 동맥경화성 병변이 터져서 병변내의 물질과 조직이 혈액과 만나면서 혈전이 급속히 진행되어 생기는 것으로 밝혀져 있다.

우리 몸에는 혈전이 진행되어도 응고된 피를 용해시켜 주는 효소가 있어서 혈전이 형성되는 것을 억제하는 기능이 있다. 불안정형 협심증은 이와 같이 관상동맥에 혈전이 생기다가 다시 용해되어 심장 근육에 약간의 손상만을 초래하는 병이고 급성 심근경색증은 워낙 혈전이 급속하게 진행되어 미처 혈전이 용해되기 전에 혈관이 막혀서 생기는 병이다. 대개 혈관이 완전히 막힌 심근경색증의 경우는 막힌 후 1~2시간 이상 경과하게 되면 심장 근육에 심각한 손상을 초래하게 된다.

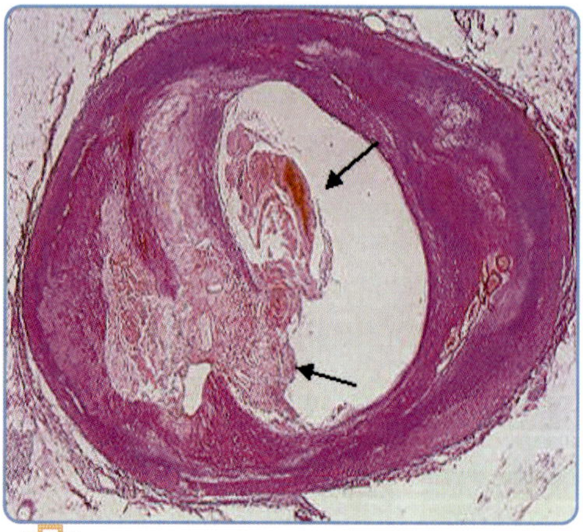

그림 5-1 | 동맥경화성 병변이 파열되어 혈관내로 혈전이 생기고 있다.

이와 같이 동맥경화성 병변이 파열되어 혈전이 생겨 나타나는 현상을 '급성 관동맥 증후군(acute coronary syndrome)' 이라고 부르고 여기에는 불안정형 협심증과 급성 심근경색증이 속하게 된다.

✚ 파열되기 쉬운 동맥경화성 병변의 특성

동맥경화성 병변은 섬유질 성분과 지방 성분으로 구성되어 있다. 이 지방 성분은 악성 콜레스테롤인 산화된 저밀도(LDL) 콜레스테롤과 지방 풀(pool)로 되어 있다.

동맥경화성 병변은 크게 좀처럼 파열되지 않는 안정성 병변과 파열되기 쉬운 불안정성 병변으로 나눌 수 있다. 안정성 병변은 주로 섬유질 성분으로 굳어진 병변이고 따라서 거의 파열되지 않는다. 반면 불안정성 병변은 지방 성분이 많이 있고 염증 반응을 동반하고 있는 경우가 많고 약해서 파열되기 쉽다. 만약 파열되게 되면 이 악성 지방 성분과 동맥의 내벽이 혈액과 접촉하게 되어 혈전

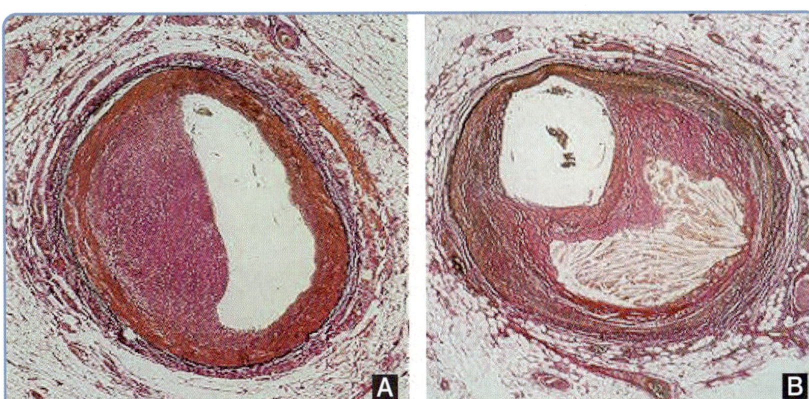

그림 5-2 | 똑같이 동맥경화증 병변에 의하여 혈관이 좁아져 있지만 지방성분이 많은 병변(B)이 섬유조직이 많은 병변(A)에 비하여 파열되기 쉽다.

이 급속히 진행되어 불안정형 협심증이나 심근경색증을 초래하게 되는 것이다. 동맥경화성 병변의 파열은 협착이 심한 병변에서만 발생되는 것이 아니라 오히려 협착이 심하지 않은 병변에서 잘 발생되는 경향이 있다.

이러한 불안정한 병변을 안정한 병변으로 변하게 하기 위해서는 가장 중요한 것이 혈액 중에 콜레스테롤 특히 저밀도(LDL) 콜레스테롤을 낮추고 고밀도(HDL) 콜레스테롤을 올리는 것이다. 저밀도 콜레스테롤을 낮추면 병변 내에 악성 콜레스테롤이 축적되지 않고, 고밀도(HDL) 콜레스테롤을 올리면 병변 내에 있는 악성 콜레스테롤이 다시 혈액내로 빠져 나오게 하여 안정한 병변으로 변하게 하는 효과가 있다.

현재까지 알려진 동맥경화성 병변이 파열되기 쉬운 조건들은 다음과 같다.

- 병변 내에 지방 성분 특히 산화된 저밀도 콜레스테롤의 증가
- 흡연
- 고혈압
- 갑자기 혈압이 올라가는 상황(급격한 운동, 심한 스트레스 등)

3. 심근경색증의 증상

심근경색증은 협심증과 같은 가슴 부위의 통증으로 나타나는데 이러한 흉통이 협심증 보다 더 심하고 오래 지속된다. 협심증의 경우 가슴의 중앙부위 통증이 5분내지 10분 지속되지만 심근경색증은 협심증 증상이 30분 이상 지속되고 혀 밑에 니트로글리세린을 사용하여도 통증이 사라지지 않는다. 이 통증은 일생동안 경험하지 못했던 가장 심한 통증이고 가슴이 빠개지는 것 같고 짓누르는 듯하고 터질 것 같다고 하며 턱이나 어깨, 팔로 통증이 퍼지기도 한다.

이 통증 이외에도 숨이 찬 증세가 동반되기도 하고 얼굴이 창백해 지고 손과 발이 차가와 지면서 무기력해 지는데 사람이 갑자기 실신하거나 쓰러져 사망하기도 하는 무서운 병이다. 이것이 전형적인 심장마비 또는 돌연사의 형태인데 심근경색증의 주요 증세 중의 하나이기도 하다.

또 다른 증상으로 상복부 통증과 함께 심한 메스꺼움과 구토가 동반되는 경우가 있는데 이러한 경우 갑자기 체한 것이나 위장질환으로 오인되기도 한다.

심근경색증 환자의 약 8%에서는 증상이 없이 단순한 호흡곤란이나 증상이 아주 없이 발병하는 수도 있다. 이와 같이 무통성 심근경색증은 당뇨병이나 나이가 많은 경우에 발생한다. 이는 당뇨병의 경우 합병증으로 신경조직에 손상을 받아 통증을 느끼지 못하기 때문이다.

4. 심근경색증을 진단하는 방법

심근경색증의 진단은 다음 3가지의 기준으로 한다.

첫째, 전형적인 증상 즉 흉통이다. 이러한 증상이 있을 때는 기다리지 말고 큰 병원의 응급실로 내원하여 적절한 조치를 받아야 한다.

둘째, 심전도 검사이다. 이 심전도 검사로 급성 심근경색증의 약 90%에서 진단을 내릴 수 있다. 가장 특징적인 것으로는 ST 절의 상승이고 시간이 지남에 따라 Q파가 나타나게 된다. 경우에 따라서는 ST 절의 하강이나 T파에 이상이 보이면서 Q파가 나타나지 않는 경우가 있는데 이를 비Q파 심근경색증이라고 부른다.

셋째, 혈액검사를 하는 방법이다. 협심증과 달리 심근경색증은 심장 근육에 손상이 오는 것이기 때문에 심장 근육에 존재하는 효소가 혈액으로 빠져 나와 혈액검사를 하면 심근경색증을 확인할 수 있다. 대표적으로 심근경색증이 발생할 때 나타나는 효소로는 트로포닌 T와 CK-MB이다.

증상이 없는 심근경색증

평소에 심하지 않은 당뇨가 있어 식이요법으로 조절하고 있었던 개인 사업을 하는 권씨(남자, 62세)는 혈당이 평균 150 mg/dl 정도로 비교적 잘 유지되고 있었고 그 이외에는 건강한 사람이었다. 그는 얼마 전에 건강검진을 한 후 깜짝 놀랐다. 혈당은 145 mg/dl 정도로 약간 높은 정도 이었지만 심전도를 찍어 보니 '심근경색증' 이라는 것이 아닌가? 설마 하던 권씨는 심초음파 검사를 해 보았고 심초음파 검사 결과도 심근경색증이 있다고 나왔다. 그러고 보니 요즈음에 빨리 걷거나 계단을 오르면 평소와는 달리 숨이 찬 듯하기도 하였다. '심근경색증이라면 죽을 병이 아닌가?' 하고 걱정하던 그는 결국 우울증에 걸렸고, 하던 사업도 그만둘까 하고 심각하게 고민하기에 이르렀다.

권씨의 경우 아무런 증상을 일으키지 않는 심근경색증이 심장 앞쪽에 있었다. 이러한 '증상이 없는 심근경색증' 은 당뇨가 있고 나이가 많은 사람에게서 가끔 발견된다. 모든 심근경색증의 약 6~10%에서 발견될 수 있다. 특히 당뇨가 있는 경우는 당뇨로 인한 합병증으로 신경조직이 손상을 받아서 통증을 느끼지 못하게 되는 것이다.

심근경색증이라는 병은 상당히 위험한 병이지만 권씨는 불행인지 다행인지 증상 없이 심근경색증을 맞았다. 증상이 없었던 것이 불행인 이유는 심근경색증이 있을 당시 4~6시간 이내에 응급으로 혈전용해제나 관상동맥 확장술을 시행하면 심근경색으로 진행하지 않거나 경색의 크기를 줄일 수 있었기 때문이다. 따라서 협심증이나 심근경색증에서 가슴이 아픈 흉통은 우리 몸에 무언가 처치를 해 달라는 일종의 우리 몸의 방어기전이라고 까지 말할 수 있다.

권씨는 앞으로 혈당을 철저히 조절해 가면서 심근경색이 재발하지 않도록 조심하면 되므로 우울증에 걸릴 필요는 없다. 아스피린을 비롯하여 관상동맥 질환에 대한 심장약을 복용하면서 몸을 잘 관리하고 병원에서 정기적인 관리를 하면 될 것이다.

심장 관상동맥이 정상인 심근경색증

김부장(남자, 44세)은 평소에 활동적이고 건강에 관해서는 자신하는 사람이었다. 그는 대기업체의 엘리뜨 사원이었다. 항상 격무와 스트레스에 시달리며 담배를 하루 1~2갑 정도씩 10여년 피워 왔다. 어느 날 그는 아침 식사 후 회사에 출근하는데 갑자기 가슴이 아파오면서 식은 땀이 온몸을 덮었고 숨이 차기 시작하였다. 김씨는 도저히 참을 수 없어서 택시를 잡아 타고 아무 병원이나 응급실로 향했다. 응급실에서 심전도를 해보니 이미 심근경색이 시작되고 있었다. 곧 아스피린을 투여하고 정맥으로 니트로글리세린을 투여하니 가슴에 통증이 없어졌다. 심초음파 검사를 해보니 심장의 하벽 즉 아래 쪽 심장벽의 수축운동이 저하되어 있었다. 응급으로 심도자실로 옮겨서 관상동맥 조영술을 해보니 놀랍게도 혈관이 막히거나 좁아진 곳이 없이 정상이 아닌가?

김부장의 경우는 심장 관상동맥의 경련성 수축으로 갑자기 혈관이 막혔다가 풀려서 심근경색이 진행되다가 중단된 경우이다. 나이도 젊다. 이와 같이 젊은 나이에 발생되는 심근경색증의 경우는 흡연이 가장 큰 위험인자이다. 또한 이런 사람들은 스트레스를 많이 받고 일하는 활동적인 사람들이 많다.

심근경색증에서 관상동맥 조영술을 해보면 약 12% 정도에서는 정상 혈관을 보인다. 이들에서 심근경색증이 생기는 원인은 두 가지이다. 첫째는 관상동맥에 심하지 않은 동맥경화성 병변이 터져서 그 부위에 갑자기 혈전이 생겨 혈관이 막히는 것이다. 둘째는 관상동맥의 경련성 수축에 의한 것이다. 이 두가지 원인이 같이 생길 수도 있다.

김부장은 앞으로 담배는 반드시 끊어야 한다. 또한 저용량의 아스피린을 복용해야 하며 필요에 따라 베타차단제, 안지오텐신 전환효소 차단제를 복용할 수도 있다. 또한 관상동맥이 정상이므로 심초음파 검사로 2~3개월 후 심장기능을 체크해보면 심장기능이 호전되는 수도 있다.

5. 심근경색증을 어떻게 치료할까?

✚ 심근경색증이 의심되면 바로 병원 응급실로

급성 심근경색증이 발생되면 지체 없이 바로 큰 병원의 응급실로 가는 것이 가장 중요하다. 협심증이 있던 환자가 흉통이 발생되면 안정된 자세를 취하고 혀 밑에 니트로글리세린을 넣어 본다. 대개 협심증의 경우에는 1~2분 이내에 통증이 없어지는데 3분 정도 기다려도 통증이 없어지지 않으면 다시 니트로글리세린을 혀 밑에 넣는다. 이와 같이 하여 니트로글리세린은 4회 정도까지 사용할 수 있다.

그래도 30분 정도 까지 흉통이 가라앉지 않으면 지체 없이 응급실을 찾는 것이 상책이다.

✚ 통증을 진정시킨다

급성 심근경색증 환자가 가슴에 통증이 있다는 것은 심장에 손상이 진행되고 있다는 것이기 때문에 통증을 가라 앉히는 것이 무엇보다도 중요하다.

응급실에 도착하면 산소마스크를 하여 심장에 산소 공급을 늘려 심장의 손상을 방지한다. 또한 모르핀 같은 강력한 마약성 진통제를 주사하여 통증을 진정시킨다.

이와 함께 중요한 것이 아스피린을 1알 복용하도록 하는 것이다. 아스피린은 값싸고 흔한 약이지만 심근경색증 환자에서 발생할 수 있는 심장마비를 예방하는 효과가 크다. 이 아스피린이 혈전이 생기는데 중요한 역할을 하는 혈소판의 응집을 막아서 혈전이 발생하고 진행하는 것을 막아 주기 때문이다.

✚ 혈전용해제

급성 심근경색증에서 이미 발생한 혈전을 녹여 주는 약이 혈전용해제이다. 과거에 고속도로 휴게실의 화장실에서 소변을 모으기도 하였는데 이는 소변에 있는 혈전용해 물질을 얻기 위한 것이었고 요즈음에는 기술적으로 많은 진보가 있어서 유전자를 이용하여 혈전용해제를 만든다.

대표적인 것이 우로키나제, TPA 등이 있고 심근경색증의 사망률을 12~14%에서 약 절반 수준인 7~8%로 낮추는 효과가 있다.

이 약은 빨리 투여하는 것이 중요하며 급성 심근경색증의 골든 타임이라고 하는 6시간 이내에 사용하는 것이 효과가 가장 크고 6시간 이후에는 그 효과가 크게 감소하여 12시간 이후에 투여하면 효과가 거의 없어지게 된다.

이 혈전용해제는 비교적 안전한 약물이지만 출혈을 일으킬 수 있으며 극소수의 경우에는 뇌출혈을 일으킨다.

✚ 응급 관상동맥 확장술

급성 심근경색증이 진행될 때 직접 막힌 혈관을 확인하고 뚫어 주는 방법이 응급으로 시행하는 관상동맥 확장술이다. 이 방법도 급성 심근경색증 발병 후 6시간 이내에 시행하여야 가장 효과를 볼 수 있고 관상동맥 확장술은 풍선 도자나 금속망(스텐트)을 사용할 수 있다.

급성 심근경색증의 응급치료에서 혈전용해제의 투여와 응급 관상동맥 확장술 중에 어떤 것이 좋은지에 관해서는 여러 연구가 있어 왔다. 관상동맥 확장술은 환자가 응급실에 도착한 후 90분 이내에 시행되고 나이 많은 노인과 같이 위험인자가 많은 환자에서 혈전용해제의 사용보다 약간 더 효과적인 것으르 알려져 있다.

또한 급성 심근경색증 환자에서 6시간 이내에 혈전용해제를 투여하면 약 90%의 환자에서 막힌 혈관이 뚫리게 되는데 뚫리고 난 후에도 혈관이 어느 정도로 좁아진 상태가 남아 있게 된다. 이러할 경우 풍선이나 금속망(스텐트)을 이용하여 관상동맥 확장술을 시행하여 더 좋은 결과와 예후를 기대할 수 있다.

6. 심근경색증의 예후가 나쁜 경우

환자들에게 심근경색증이 있다고 하면 쉽게 낙담하는 것을 많이 보게 된다. 그러나 심근경색증은 심근경색의 위치, 정도 또는 합병증의 발생 유무 등에 따라 예후가 다양하고 치료에 있어서도 많은 발전이 이루어져서 많은 환자들이 그 혜택을 보고 있다.

심근경색증에서 가장 예후가 나쁜 것이 심근경색증 발병 후 쇼크 상태가 되는 것인데 이를 '심인성 쇼크(cardiogenic shock)' 라고 부른다. 이 쇼크 상태에 빠지면 최고 혈압이 90 mmHg 이하로 떨어지고 식은 땀을 흘리면서 의식이 혼미해 진다. 이 쇼크는 심근경색증 환자 100명 중 2명 정도에서 발생되며 사망률이 높아 50~60%가 넘는다. 심인성 쇼크의 치료로는 응급 관상동맥 확장술이 가장 우선시 된다.

급성 심근경색증 발생 후 예후가 나쁜 요인 즉 사망률을 증가시키는 요인들은 다음과 같다.

- 나이가 많은 경우(75세 이상)
- 입원시 저혈압(최고 혈압이 100 mmHg 이하)
- 입원시 빈맥(맥박이 분당 100회 이상)
- 심근경색증이 재발한 환자

- 울혈성 심부전증의 발생
- 앞쪽(전벽)의 심근경색증

이러한 위험인자가 전혀 없을 때 30일 이내의 사망률은 1.5%에 불과하지만 위험인자가 하나 있으면 사망률은 2.3%, 두개 있을 때는 7.0%, 그리고 세개의 위험인자가 있을 때는 13%로 증가한다.

그러나 일반적으로 이러한 위험인자 들이 없고 최근에 발전된 여러가지 치료 들을 적극적으로 시행한다면 심근경색증의 예후는 그리 나쁘지 않다.

7. 심근경색증 후 발생할 수 있는 합병증

심근경색증 환자 중에는 아무런 합병증이 없이 잘 회복되는 사람도 있지만 심근경색 부위가 큰 환자에서 여러가지 합병증이 발생할 수 있다. 심근경색 후 발생할 수 있는 합병증 들은 다음과 같다.

- 부정맥
- 좌심실 기능 부전으로 인한 울혈성 심부전
- 승모판막 폐쇄부전증
- 좌심실류
- 심실 중격 천공
- 심장 파열

이 중 가장 중요한 두 가지 합병증이 부정맥과 좌심실 기능 부전이다.

부정맥은 그 종류와 정도가 매우 다양하여 특별한 치료를 요하지 않는 양성인 것부터 생명을 위협하는 것까지 여러가지가 있다. 그 중에서도 심실 조기 수축(기외수축)과 심방세동이 가장 흔히 나타나는 부정맥인데 이와 같은 것은 그리 크게 문제가 되지 않는 경우가 많다. 그러나 심근경색증을 앓은 환자가 심한 어지러움 증세가 있거나 실신을 한다면 특별한 처치가 필요한 경우이며 부정맥에 관해서는 다음 장에서 더 자세히 다루고자 한다.

심근경색증이 혈관이 막혀서 심장 근육에 손상을 초래하는 병이기 때문에 심한 심근경색증인 경우 좌심실 기능 부전에 의한 심부전증이 문제가 된다. 이러한 경우 환자들은 조금만 움직여도 숨이 차거나 무기력증을 호소하게 된다. 이러한 환자가 심장 초음파 검사를 하게 되면 심장 수축이 정상에서는 55~60% 이상인데 비해 20~30% 이하로 감소되어 나타난다. 그러나 이와 같이 심장기능이 저하되어 있는 환자들도 적절한 약물치료를 시행하면 심장 기능이 회복되고 나타나는 증상도 좋아지는 것을 볼 수 있다.

8. 심근경색증 후 관리를 어떻게 할까?

급성 심근경색증은 대개 7~10일간 병원에 입원하게 되지만 심근경색증으로부터 회복되는 속도는 여러 가지 인자에 따라 다양하다. 즉 심근경색의 위치와 범위, 합병증의 유무와 정도, 동반 질환의 유무, 일반적인 건강상태와 환자의 나이 등 여러 인자에 따라 다르다.

대다수의 환자는 퇴원 후 약 4주 내지 6주간의 회복기를 거치면서 다시 일상생활로 서서히 복귀하게 되는데 이 회복기에 충분한 육체적, 정신적 안정을 취해야 한다. 회복 후에도 가급적 급격한 운동이나 정신적 충격을 피하는 것이 필요하다.

급성 심근경색증 환자들은 평소에 대개 사회적으로 활발한 활동을 하며 지내다가 생각지도 않게 심근경색이 발생하기 때문에 본인이 심근경색이라고 듣게 되면 대단히 낙담하게 된다. 또한 앞으로 어떻게 될 지에 관한 불안감이 있어 이러한 필요 이상의 불안감과 막연한 공포심이 건강을 회복하는 데 지장을 준다. 따라서 이러한 불필요한 불안과 공포를 없애고 자신감을 갖기 위해서는 이 병에 관한 충분한 이해와 아래와 같은 지침에 따르는 것이 필요하다.

✚ 정기적인 점검과 치료를 받는다

심근경색증 환자는 퇴원 전에 운동부하 검사를 시행하여 육체적 활동 능력과 한계를 평가하게 된다. 이때 운동부하 검사를 통해 잔존하는 관상동맥 질환이 발견된다면 필요에 따라 약물치료, 관상동맥 확장술이나 우회로술을 시행하기도 한다. 이 운동부하 검사는 다시 사회 활동에 복귀하거나 직장에 되돌아 갈 계획을 세울 경우에 특히 중요하다.

퇴원 후 환자의 점검을 위한 정기적인 방문은 1년 동안은 대개 2~3개월 간격으로 하고 1년 후는 증상에 따라 3~6개월에 한번이면 좋다. 필요에 따라 심전도를 비롯하여 심장 초음파 검사, 운동부하 검사 등을 시행하여 심장기능을 평가하게 된다.

또한 많은 경우에 증상이 없다는 이유로 치료를 중단하는 경우가 있는데 협심증과 심근경색증은 재발할 수 있는 병이고 재발하는 경우 더 위험하며 사망할 수도 있으므로 지속적으로 꾸준히 치료 받는 것이 중요하다.

✚ 음식은 어떻게 먹을까?

심근경색증을 앓는 환자나 가족이 가장 궁금해 하는 것이 무슨 음식을 먹고 어떤 것을 피할까 하는 것이다. 그러나 극단적인 편식은 오히려 우리 몸에 해롭고 균형있는 영양의 섭취가 중요하다고 하겠다.

협심증와 심근경색증은 동맥경화증이 원인이 되는 것이므로 음식에 있어서 가장 중요한 것이 콜레스테롤을 제한하고 좋은 단백질과 비타민을 충분히 섭취하는 것이다. 만일 비만증이 있다면 체중조절을 위한 다이어트와 운동으로 이상적인 체중을 유지하도록 할 것이며 고혈압, 당뇨병이나 고지혈증 등 동반하는 질병이 있다면 적절히 조절해야 한다.

일반적으로 콜레스테롤이 많이 들어 있는 우리나라 음식은 다음과 같다.

- 소고기, 돼지고기 등 지방질이 많은 고기류(붉은 색 고기)
- 계란 노른자, 생선 알
- 굴, 새우, 조개 등 갑각류의 해산물
- 닭고기 껍질
- 곱창, 간, 콩팥 등 내장

이러한 음식 대신에 권장할 수 있는 음식들은 다음과 같다.

- 콩, 두부 등 식물성 단백질이 풍부한 식품
- 신선한 야채와 과일
- 껍질을 제거한 닭, 오리 고기(흰색 고기)
- 생선 특히 꽁치, 고등어, 연어, 참치 등의 등이 푸른 생선
  (특히 등이 푸른 생선은 EPA와 DHA와 같은 오메가 지방산이 다량 포함되어 있어 심장병과 뇌졸중 예방에 효과적인 것으로 알려져 있다.)

✚ 적당한 운동을 지속한다

협심증이나 심근경색증 환자들은 몸에 무리가 가지 않는 범위 내에서 정기적으로 운동을 하는 것이 중요하다. 심근경색증 등의 발작으로 병원에 입원하여 병원생활을 하다 보면 체력이 약해지고 운동능력이 뚜렷하게 저하된다. 그

뿐만 아니라 심근경색증이 있었던 사람은 운동이 위험하다고 까지 생각하여 운동을 피하는 경우도 있다. 그렇게 되면 운동 능력은 더 떨어지고 가벼운 활동을 하는데도 숨이 차고 심장에 큰 부담이 된다.

심장병이 있는 사람은 견딜 수 있는 범위 내에서 몸을 움직일 수 있는 훈련을 해야 한다. 가장 손쉽고 부담이 없는 것이 평지를 걷는 것이다. 처음에는 느리게 걷다가 점차 빨리 걷는 것을 시도해 보는 것이다.

운동을 하는데 있어서 중요한 것은 무리하지 않는다는 것과 자신의 한계를 지키는 일이다. 몸의 컨디션, 추위나 더위 등의 환경 요인, 마음의 긴장 상태, 그날의 스트레스 정도 등 여러 가지 요인들에 의해 운동의 한계는 미묘하게 변화한다. 이러한 자신의 운동한계는 운동부하 검사를 통해 알 수 있고 자신의 최고 운동능력의 50%에서 시작하여 서서히 강도를 높여 80%에서 끝내는 것이 좋다.

운동은 1주일에 3회 이상은 지속적으로 해야 효과가 있다. 한번 운동할 때 30분 내지 60분 정도 하는 것이 좋은데 처음에는 15분 정도로 하고 점차 늘려

협심증, 심근경색증의 운동계획

빈도	주당 3회
강도	최고 운동 능력의 50%에서 시작하여 80%에서 끝낸다.
운동 시간	처음에는 15분에서 시작하여 30분 이상을 한다.
운동 종류	걷기
보조 운동	준비 단계와 종료 단계 시에는 무게를 주지 않는 가벼운 체조나 스트레칭을 한다. (준비운동 5~10분, 본 운동 20~40분, 정리운동 5분)
기간	적어도 6개월 이상

서 30분 이상을 하도록 한다.

협심증과 심근경색증 환자들은 운동을 시작하기 전에 반드시 5~10분 정도 준비운동을 해서 몸을 풀어 주어야 하고 또 운동을 마친 후에도 역시 5~10분 정도 마무리 운동을 해 주는 것이 좋다.

또한 운동시에 심박동수를 측정하여 안전 범위를 목표로 하는 것도 좋은 방법이다. 최근에는 손목시계처럼 만든 심박동수를 측정하는 장치가 시판되고 있어 운동 중에 심박동수를 간단히 알 수 있으므로 안전 범위의 심박동수를 지키는 일이 가능하다.

9. 심근경색증 후의 약물치료

근래에 급성 심근경색증의 응급치료의 발전과 함께 급성기 이후의 약물 치료에서 좋은 약 들이 개발되어 사망률을 낮추고 생존율을 높이고 있다.

✚ 저용량의 아스피린은 계속 유지한다

무엇보다도 심근경색증이 혈전의 급격한 형성에 의하여 생기는 것이므로 혈전의 형성을 억제하는 아스피린은 계속 복용해야 한다. 아스피린을 통해 중풍의 예방 효과도 같이 기대할 수 있다.

✚ 베타차단제

베타차단제는 심근경색증 발병 후 사망률을 낮추고 더 오래 살도록 하는 효과적인 약물이다. 이 약은 혈압과 맥박을 감소시키고 심장을 보호하는 효과가 있다. 실제로 심근경색증 환자에서 이 약은 사망률을 20~30% 감소 시킨다. 특히 좌심실 기능이 저하되어 심부전이 있거나 나이가 많은 환자에서 치료 효과가 더 좋은 것으로 알려져 있다.

그러나 이 약은 기관지 천식이나 맥박이 느린 사람들에게는 천식을 악화시키로 맥박을 더욱 느리게 할 수 있으므로 사용하지 않는 것이 좋다.

국내에서 사용되고 있는 베타차단제 중 심근경색증에 사용될 수 있는 것은 프로프라노롤, 아테노롤, 딜라트렌드, 베타록, 콩코르, 베탁소롤, 내다롤, 미토프로롤 등이다.

✚ 에이스 억제제 및 안지오텐신 차단제

에이스 억제제(안지오텐신 전환효소 억제제) 및 안지오텐신 차단제는 비교적 근래에 개발된 약으로 그 작용기전과 기능이 유사하다. 에이스 억제제는 원래 고혈압 치료제로 개발된 약인데 혈압만 떨어뜨리는 것이 아니라 심근경색증 환자에서 사망률을 낮추는 것으로 여러 연구결과에서 보고되고 있다. 이 효과는 혈압이 정상인 사람에게서도 나타나 이 약이 심장보호 효과가 있는 것으로 생각되고 있다. 이 약은 특히 심장 혈관질환의 가장 강력한 위험인자 중의 하나인 당뇨가 있는 사람에서 효과를 보인다. 베타차단제와 마찬가지로 심근경색증에 의해 심장 기능이 떨어져 있는 심부전이 있는 환자에게는 필수적이다.

국내에서 사용되고 있는 에이스 억제제로는 트리테이스, 에날라프릴, 캅토프릴, 포시노프릴, 라미프릴, 페린도프릴, 리시노프릴, 이미다프릴 등이다. 에이스 억제제는 약 15%에서 마른 기침(가래를 동반하지 않은 기침)이 일어날 수 있다. 이 기침은 밤에 더 심하고 여자에서 더 잘 나타나는데 이 마른 기침으로 많은 환자들은 불필요한 검사와 치료를 하는 수도 있으나 이 약을 끊으면 없어진다.

보다 최근에 나온 약인 안지오텐신 차단제는 이와 같은 마른 기침을 유발하지 않으면서도 에이스 억제제와 비슷한 효과를 나타낸다. 국내에는 안지오텐신 차단제로 코자, 디오반, 아프로벨, 아타칸 등이 사용되고 있다.

✚ 콜레스테롤 강하제

동맥경화증이 있는 환자들에서 고지혈증 즉 콜레스테롤이나 중성지방이 증가되어 있는 경우가 많다. 이렇게 콜레스테롤이 증가되어 있는 경우 콜레스테롤을 떨어뜨리는 스타틴 제제를 사용하면 심근경색증의 재발과 사망률을 약 25~30% 정도 줄이는 것으로 여러 연구에서 결과로 보고되고 있다.

최근에는 불안정형 협심증, 급성 심근경색증 같은 급성 관동맥 증후군이 있는 경우 혈액 내 콜레스테롤의 높은 정도와 관계없이 스타틴 제제를 사용하였을 때 심근경색증의 재발과 사망률을 줄인다는 연구 결과가 나와 많은 관심을 끌었다. 이는 콜레스테롤 강하제 특히 스타틴 계열의 약물이 콜레스테롤을 떨어뜨리는 효과 이외에 직접적으로 동맥경화성 병변에 작용하여 그 병변이 파열되지 않도록 안정화시키는 효과가 있기 때문인 것으로 생각되고 있어 많은 협심증, 심근경색증 환자들에게 희망을 주고 있다.

국내에서 사용되고 있는 스타틴 계열의 약물은 조커, 리피토, 리포베이, 레스콜, 메바로틴, 메바코 등이 있다.

06장

심장 판막증

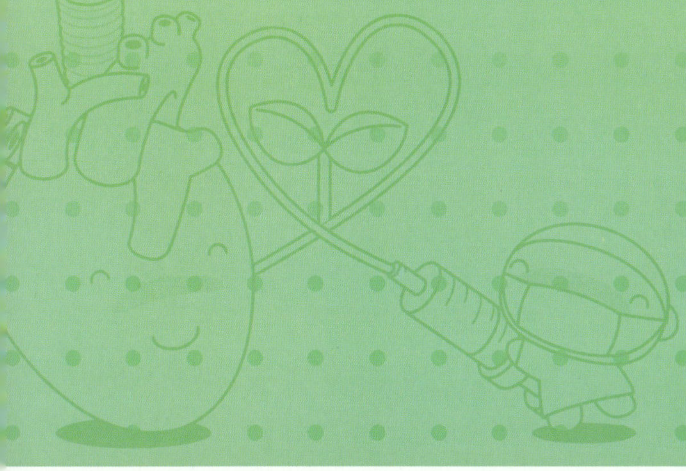

06_
심장 판막증

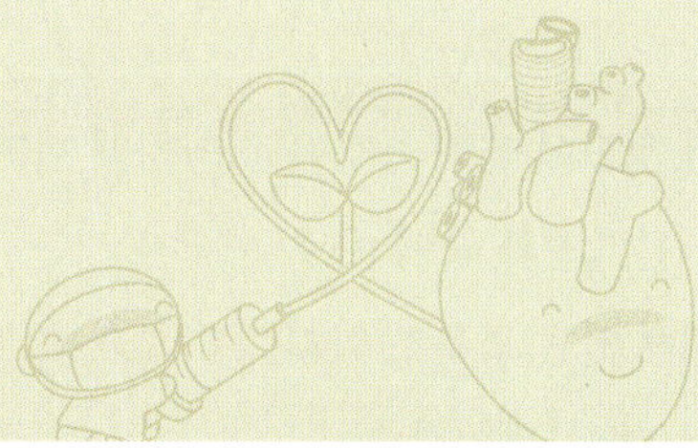

1. 심장 판막증이란?

심장에는 4개의 판막이 있다. 판막이란 심장이 수축하고 확장하는 동안 자동적으로 열렸다 닫혔다 하면서 혈액이 한쪽 방향으로 진행할 수 있도록 혈액의 흐름을 조절하는 수문과 같은 것이다.

심장에는 왼쪽과 오른쪽 2개의 심방과 2개의 심실이 있다. 심방과 심실 사이에 왼쪽에는 승모판막과 오른쪽에는 삼천판막이 있고, 좌심실과 대동맥 사이에 대동맥 판막, 우심실과 폐동맥 사이에 폐동맥 판막이 있다. 이 중에서 주로 문제가 되는 판막증은 승모판막과 대동맥판막이다.

판막은 심장의 박동에 따라서 완전히 열리고 닫혀야 한다. 완전히 닫히지 않거나 완전히 열리지 않는 등 잘 움직이지 못하면 혈액이 역류하거나 흐름이 나빠지는데 이것이 심장판막질환이다. 심장판막질환은 크게 판막이 열려야 할 때 완전히 열리지 않는 질환(협착)과 판막이 닫혀야 할 때 완전히 닫히지 않아 혈액이 새는 질환(역류)으로 나눌 수 있다.

일반적으로 판막질환의 주된 증상은 숨이 찬 증상 즉 호흡곤란이다. 운동을 하면 심장의 일이 많아지므로 안정시 증상이 없더라도 운동할 때 증상이 나타날 수 있다. 호흡곤란이 심해지면 앉은 자세보다 누운 자세에서 숨이 더 가쁘게 되기도 한다. 그 외에 실신, 흉통 등의 증상이 있을 수 있으며 합병증으로 부정맥, 혈전이 혈관을 막아 생기는 혈전증 등이 일어나기도 한다. 판막의 기능부전의 정도에 따라 증상은 다양하게 나타난다.

판막질환 중에 주로 문제가 되는 것은 아래와 같다. 이들이 한 가지 이상 동시에 있는 경우도 있다.

- 승모판협착증
- 승모판역류증
- 대동맥판협착증
- 대동맥판역류증
- 삼천판 판막질환과 폐동맥 판막질환

2. 심장 판막증의 원인은 무엇인가?

심장 판막증의 원인 가운데 가장 흔한 것은 류마티스열의 후유증으로 판막질환이 생기는 것이다. 류마티스열은 연쇄상구균이라는 병균의 감염에 의한 후유증으로 시작되는 질병이다. 류마티스열로 말미암아 몸의 여러 곳에 염증이 생기는데 다른 부위의 염증은 대부분 후유증이 없으나 심장의 염증은 후유증으로 판막질환이 남게 된다. 또한 한 번 류마티열을 앓은 환자는 다시 재발되기 쉬우며 재발함에 따라 판막은 더욱 손상받게 된다.

그 외의 판막질환이 생기는 원인을 보면 나이게 듦에 따라서 판막이 약해져서 판막질환이 생기기도 하고, 심장이 비대하여 판막 주위가 늘어나서 판막이 완전히 닫히지 않거나 판막을 지탱하는 구조물이 약해져서 판막질환이 생기기도 한다. 또한 감염성 심내막염은 심장 내부, 특히 판막에 세균이 감염되어 판막이 파괴되면서 판막질환을 일으킨다.

3. 승모판 판막질환

좌심방과 좌심실 사이에 있는 승모판막의 질환에는 승모판막이 좁아져서 열리지 않는 협착증과 닫히지 않는 폐쇄부전증(역류증)이 있다.

✚ 승모판 협착증

여러가지 심장 판막질환 중 가장 흔한 질환이다. 류마티스열에 의한 염증의 후휴증으로 판막이 굳어지고 들러 붙어 좁아져서 판막이 열리지 않는 상태이다. 이 질환은 20~40대에서 많이 보이고 특히 여성에게 많은 병이다. 증상이 나타나지 않던 젊은 여성환자가 임신을 하여 갑자기 증상이 악화되어 발견되는 경우가 종종 있다. 이 병의 시작은 10대부터 이지만 아주 서서히 진행하여 10년이나 20년 후에 증상이 나타난다.

정상 승모판막의 면적은 4~6cm²이다. 심장에서 온 몸으로 가는 모든 혈액이 이 면적을 통과하는 것이다. 승모판협착에서는 이 면적이 좁아지며 심한 경우 1cm² 이하까지 좁아지기도 한다.

승모판 협착증의 증상은 주로 숨이 찬 증세 즉 호흡곤란이다. 등산이나 심한 운동을 하여 심장이 일을 많이 하면 그만큼 많은 혈액이 좁아진 승모판을 통과해야 하므로 상대적으로 더욱 호흡곤란이 오게 된다. 병이 진행되면 가벼운 운동이나 계단을 오르거나 집안 일을 하는데도 숨이 차게 된다. 이러한 증상은 대개 천천히 진행되기 때문에 대개는 이것이 정상이라고 생각하면서 살아간다.

이 호흡곤란이 점점 더 심해지면 나중에는 가만히 있어도 숨이 찬 증세와 누우면 숨이 더 차므로 앉아서 호흡을 하거나 야간에 잠을 자다가 호흡곤란으로 잠을 깨는 현상(이것을 '발작성 야간호흡곤란' 이라고 한다)이 생긴다.

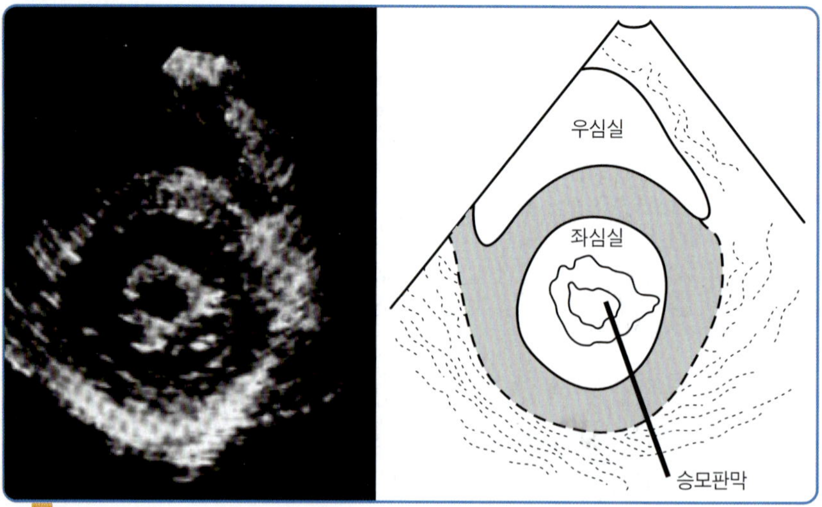

그림 6-1 | 승모판막 협착증

승모판막 협착증이 점차 심해지면 폐울혈이 생겨서 혈담을 뱉거나 피를 토하는 수가 있다. 그러다가 병이 진행되면 우심실 기능 부전과 삼천판막에 역류현상이 생기고 이로 인해 양쪽 다리의 부종과 간이 커지고 복수 등 심부전의 증상이 나타날 수 있다.

이 병의 큰 문제점 중의 하나는 심방세동이 잘 동반된다는 것이고 그로 인하여 뇌졸중이 생긴다는 점이다. 이 때에는 좌심방이 수축하지 못함으로써 좌심방 내에 혈액이 응고하여 혈전이 생기고 그 혈전이 혈관을 막기 때문이다. 혈전이 뇌혈관을 막으면 뇌졸중이 생기는 수도 있다.

승모판 협착증의 진단은 청진기로 심장소리를 들어 보면 특징적인 심잡음이 들리고 심전도 검사와 흉부 X선 사진과 함께 심초음파 검사를 하면 확진할 수 있고 비교적 정확하게 판막이 좁아진 정도 등을 평가할 수 있다.

✚ 승모판 협착증의 치료

증상이 없고 심장 박동이 심방세동이 아닌 정상리듬이면 특별한 치료는 요하지 않는다. 증상이 있으면 승모판 협착증의 치료는 다음 세가지 방법으로 할 수 있다.

(1) 약물치료

- **이뇨제** : 호흡곤란 증상을 호전시키고 심부전증을 치료하는데 도움이 된다.
- **심박수조절** : 심방세동으로 인하여 심박수가 빨라지면 증상이 심해지므로 디곡신, 베타차단제, 칼슘길항제 등의 약으로 심박수를 조절한다.
- **항응고치료** : 혈전이 생길 가능성이 높으면 항응고 치료가 필요하다.

(2) 풍선도자를 이용한 확장술

호흡곤란의 증상이 어느 정도 이상 있거나 폐동맥고혈압이 있다고 판단되면 약물치료 만으로는 안 되고 좁아져 있는 승모 판막을 넓힐 필요가 있다. 이 때 시행할 수 있는 방법이 풍선도자를 이용한 확장술과 가슴을 열고 수술하는 방법이 있으며 주로 판막의 상태에 따라서 적합한 방법을 선택한다.

최근에 발전된 방법 중에 하나가 특별히 제작된 풍선을 이용하여 승모판막을 넓히는 방법으로 '경피적 승모판막 확장술' 이라고 불린다. 이 방법은 가슴을 열지 않고 피부와 정맥을 통해서 하는데 끝에 풍선이 달린 긴 관을 승모판막 사이에 통과시킨 후 풍선을 부풀려 좁아진 판막을 넓히는 방법이다.

이 방법은 비교적 안전하고 간편하게 시술할 수 있는 방법이기는 하지만 승모판막이 심하게 유착되고 칼슘으로 굳어져 있을 때는 좋은 결과를 얻지 못하는 수도 있고, 승모판 역류증을 유발할 수도 있다. 또한 아직 이 시술의 장기결과가 많이 나와 있지는 않지만 약 5년이 지나면 재발하는 경우도 있다.

(3) 수술적 방법

풍선도자를 이용한 확장술이 여의치 않을 때는 가슴을 열고 심장수술을 하여 판막을 넓히거나 병든 판막을 대신하는 인공판막을 바꾸어 넣는다. 이 때 심방세동이 일어나지 않도록 하는 수술(메이즈 수술)을 같이 시행하기도 한다.

인공판막을 이용하여 승모판 판막 교체술을 할 때 두가지 종류의 판막 즉 조직판막과 금속판막을 사용한다. 조직판막은 돼지에서 얻은 조직을 사용하는 방법으로 수술 후 항응고제를 사용하지 않아도 되는 장점이 있으나 수명이 7~10년 가기 때문에 그 때 재수술을 해야 한다. 따라서 조직판막은 70세 이상의 노인에게서 사용하는 것이 바람직하다. 이에 반하여 금속판막은 영구적으로 사용할 수 있으나 이물질에 의해 생길 수 있는 혈전을 예방하기 위하여 항응고제를 계속 사용해야 한다.

✚ 승모판 폐쇄부전증(역류증)

승모판 폐쇄부전증은 승모판협착증과 달리 원인이 다양하다. 크게 판막이나 판막 주위의 부속조직의 문제로 인한 폐쇄부전과 허혈성심질환으로 인한 폐쇄부전으로 나누어 생각할 수 있고, 허혈성심질환에 의한 경우는 이에 대한 근본치료가 중요합니다.

승모판 폐쇄부전증의 증상은 다른 심장판막질환과 마찬가지로 주로 호흡곤란이다. 그러나 승모판 역류 정도는 심하더라도 증상은 없는 경우가 많아서 증상이 나타나면 병이 이미 상당히 진행된 경우도 있다.

치료는 약물치료와 수술적 방법으로 판막대치 수술이 있다. 약물치료는 일반적인 심부전의 치료에 준하여 이뇨제, 혈관확장제, 디곡신 등을 사용한다. 판막폐쇄부전은 좌심실에 부담을 크게 주며 증상이 없어도 좌심실의 기능은 점차 떨어지게 된다. 이전에는 판막폐쇄부전이 심하더라도 증상이 없으면 수술적으

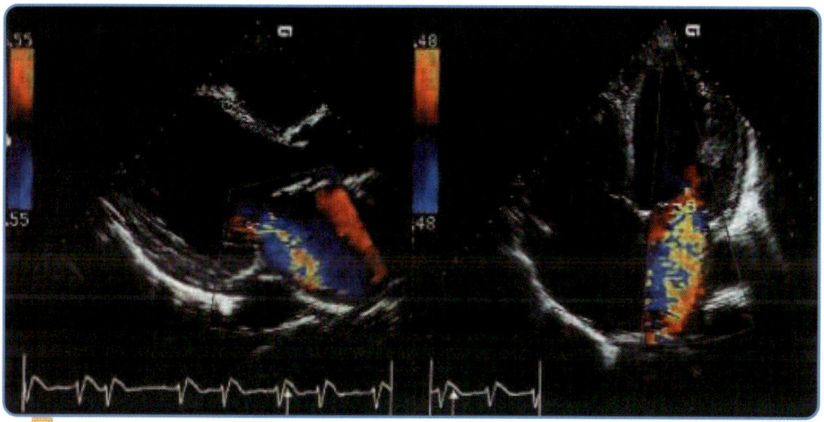

그림 6-2 | 승모판 폐쇄부전증

로 폐쇄부전을 교정할 필요는 없다고 생각되었으나 이제는 증상이 없어도 좌심실의 기능이 어느 이하가 되면 수술을 하여야만 영구적인 기능저하를 막을 수 있다고 알려져 있다.

✚ 승모판막 일탈증이란?

승모판막 일탈증은 건강한 사람에서도 비교적 자주 볼 수 있는 문제이다. 이 질환의 정확한 원인은 알려져 있지 않으나 판막의 주 성분인 결체조직이 약해지든가 하는 변화가 일어나 발생한다.

이 질환은 여자에게서 더 많이 나타나는 경향이 있고 증상은 매우 다양하다. 호흡곤란, 가슴이 뛰는 증세인 심계항진 등의 증세와 현기증과 실신 등 자율신경계의 이상에서 나타나는 증세를 보이기도 한다.

승모판막 일탈증의 진단은 심장초음파 검사를 통해 하게 되며 승모판 폐쇄부전을 동반하는 경우가 많다. 경미한 폐쇄부전만을 동반할 경우는 특별한 치료를 요하지 않지만 심한 폐쇄부전증이 있는 경우는 약물치료는 물론 심장판막 수술을 요하게 된다.

4. 대동맥 판막질환

대동맥 판막은 심장에서 가장 중요한 역할을 하는 좌심실이 수축하면서 대동맥을 통하여 전신으로 혈액이 나가게 되는 관문인 그 사이에 위치하고 있다. 이 판막은 승모판막에 비하여 나이가 더 들어서 생기는 경향이 있으며 선천적으로 협착되거나 폐쇄부전이 생기는 수도 있다.

✚ 대동맥 판막 협착증

대동맥 판막 협착증은 류마티스열의 후유증으로도 생기지만 많은 경우 나이가 들어감에 따라 생기는 퇴행성변화로 발생되며 환자의 대부분은 40~50대 이상의 장년에서 노년층이다. 여자 보다는 남성에 더 많다. 어떤 사람들에게는 정상적으로 3개 있는 대동맥판막이 선천적으로 2 개만 있는 경우가 있다. 이러한 경우는 판막의 퇴행성 변화가 정상인보다 일찍 와서 대동맥 판막 협착증 이나 폐쇄부전증이 잘 생긴다.

대동맥 판막 협착증이 심해지면 환자는 운동시 호흡곤란을 느끼게 되며 이 병이 더 악화되면서 운동시 가슴이 아픈 증상 즉 협심증 증상이 나타날 수도 있고 실신을 할 수도 있다. 이 병은 심한 협착이 있어도 장기간 증상이 없는 경우가 많다. 그러나 일단 이와 같은 증상이 발현되면 급속도로 나빠져서 수술적인 치료를 받는 것이 좋다.

진단을 위해서는 흉부 X-선 사진을 찍어 보면 좌심실과 대동맥이 커져 있는 것을 볼 수 있고 심전도 검사를 해 보면 좌심실 비대 소견이 관찰된다. 모든 판막질환에서 그러하듯이 이 병의 확실한 진단은 심초음파 검사를 통해서 이다. 심초음파 검사를 보면 대동맥 판막이 석회화되어 있는지 얼마나 좁아져 있는지 알 수 있다.

일반적으로 증상이 있으면서 협착의 정도가 심하면(구체적으로는 판막 전후의 압력차 50mmHg 이상, 판막면적 0.8cm² 이하) 수술이 필요하다. 대동맥 판막 협착증에서 약물치료를 할 수는 있지만 효과를 기대하기 어려운 경우가 많고 증상이 나타나면 가슴을 열고 수술하는 방법이 최선책이다. 승모판협착증과 달리 아직까지는 대동맥판협착증에서는 풍선을 이용한 판막확장술은 단기 및 장기적인 효과가 그리 좋지 못하다. 따라서 심장수술로 인공판막을 넣는 것이 표준적인 치료법이 된다.

통계에 따르면 일단 심부전(운동성 호흡곤란 등), 실신, 흉통 등의 증상이 발현된 대동맥판협착증 환자는 치료받지 않으면 3년 내 사망율이 75%이나 된다. 따라서 증상이 있는 대동맥판막협착증 환자는 수술적 치료를 고려하여야 한다. 또한 대동맥판협착증 환자 중에는 노인이 많은데 나이가 많다고 해서 반드시 수술이 불가능한 것은 아니다.

✚ 대동맥 판막 폐쇄부전증(역류증)

대동맥 판막 폐쇄부전증 환자는 다른 판막 질환에 비하여 병이 심해져서 거의 말기 까지 대개 증상이 없는 것이 특징이다. 증상이 나타날 경우 역시 운동시 호흡곤란이 나타난다.

이 병이 있는 환자는 특징적으로 최고혈압(수축기혈압)이 높아지고 최저혈압(확장기혈압)이 떨어져서 맥압(수축기혈압과 확장기혈압의 차)이 매우 큰 경우가 많다. 그 이유는 대동맥 판막에서 생기는 피의 역류현상을 보상하기 위하여 심장으로부터 많은 방출량이 나와 최고 혈압이 상승하고, 반대로 이완기에는 피가 대동맥에서 좌심실로 빠져 나가기 때문에 최저 혈압이 40~50mmHg까지 떨어지게 된다.

대동맥 판막 폐쇄부전증이 있으면서 좌심실이 커져 있는 경우에는 증상이 없더라도 약물치료를 시작하는 것이 좋다. 약물치료는 혈관확장제 계통의 칼슘길항제나 안지오텐신 억제제 등을 사용하여 심장의 부담을 줄여 주고 좌심실로 역류하는 피의 양을 감소시킬 수 있다. 병이 더 심해져서 좌심실 기능이 떨어지면 일반적인 심부전의 치료에 준하여 이뇨제, 혈관확장제, 디곡신 등을 사용할 수 있다.

판막폐쇄부전은 좌심실에 부담을 크게 주며 증상이 없어도 좌심실의 기능은 점차 떨어지게 된다. 이전에는 판막폐쇄부전이 심하더라도 증상이 없으면 수술적으로 폐쇄부전을 교정할 필요는 없다고 생각되었으나 이제는 증상이 없어도 좌심실의 기능이 어느 이하가 되면 수술 즉 대동맥 판막 교체술을 받는 것이 좋다.

5. 삼천판막 질환

삼천판막은 전신에서 들어온 정맥 혈액이 우심방에 모여서 우심실로 들어가게 되는데 그 사이에 있는 판막이다. 이 판막은 선천적으로 협착이 있거나 류마티스열의 후유증으로 병이 생기기도 하지만 삼천판막 질환은 대개 승모판막이나 대동맥 판막 질환에 이차적으로 생긴다. 특히 삼천판막의 폐쇄부전증이 흔한데 그 이유는 다른 판막 질환이 있을 때 우심실이 확장하면서 이 판막의 둘레가 늘어나서 완전히 닫히지 않기 때문이다.

삼천판막이 심하게 역류하면 목에 있는 경정맥이 두드러져 보이고 다리에 부종이 생긴다. 더 진행되면 간이 커지고 복수가 차는 수가 있다. 이렇게 되면 우측 상복부에 통증이 생기고 위장계통의 울혈로 인해서 속이 메스껍거나 소화 장애가 있고 식욕이 감퇴한다.

삼천판막 질환의 치료에는 그 원인을 찾아서 치료하는 것이 중요하다. 승모판막 질환이 있으면서 삼천판막에 심한 폐쇄부전증이 있으면 승모판막과 삼천판 판막을 같이 수술해 준다. 또한 다리에 부종이 있거나 간이 커져 있을 때는 이뇨제를 사용하면 효과를 볼 수 있다.

07장
심부전증

1. 모든 심장병이 진행되면 심부전증
2. 숨차고 붓는 것이 주 증상
3. 심부전증은 왜 생기나?
4. 심부전증의 진단
5. 원인이 불명확한 확장성 심근증
6. 이완기 심부전증이란?
7. 심부전증의 치료

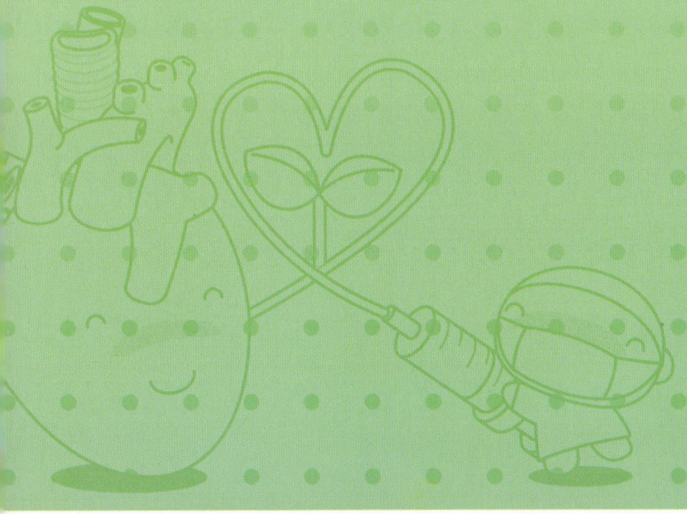

07_ 심부전증

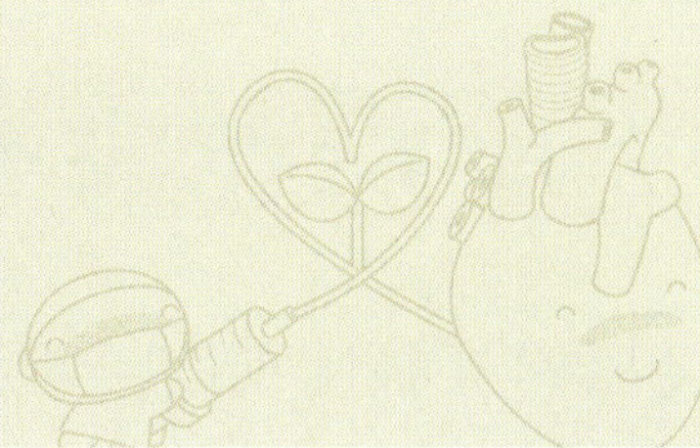

1. 모든 심장병이 진행되면 심부전증

심장은 자동차의 엔진과 같아서 엔진이 튼튼해야 자동차가 잘 갈 수 있는 것처럼 심장이 튼튼해서 혈액을 우리 몸 구석 구석 잘 보낼 수 있어야 건강하게 몸이 유지 되는 것이다. 그런데 심부전이란 심장의 펌프 기능이 쇠약해져서 몸에 필요한 만큼의 혈액을 내보내지 못함으로써 여러 가지 증세가 나타나는 것이다.

거의 모든 심장병이 진행되어 악화되면 궁극적으로 심부전증이 되게 된다. 대표적으로 심부전을 일으킬 수 있는 문제들은 승모판막이나 대동맥 판막의 질환 들과 심근경색증이나 확장성 심근증 같이 심장 근육 자체의 수축기능이 약해져서 생기는 질환 들이다.

심장 기능이 저하되면 전신으로 혈액 순환의 장애와 동시에 이에 수반되는 말초 조직 및 각 장기에 영양물질과 산소 공급이 원활하지 못하게 되므로 노폐물이 축적이 생겨서 여러 가지 증상을 나타내게 된다.

또한 심부전증이 있는 경우에 좌심실의 기능이 떨어져 있어서 폐에서 들어오는 피를 모두 방출할 수 없기 때문에 피가 폐에 고이게 되며 이것이 폐에 수분을 고이게 하여 폐부종이 생기는데 이것을 '울혈성 심부전증' 이라고 한다.

2. 숨차고 붓는 것이 주 증상

심부전이 진행함에 따라 여러 가지 증상이 나타나게 된다. 심부전을 더 세분하여 말하면 좌심실 기능부전과 우심실 기능부전으로 나눌 수 있는데 초기에는 좌심실 기능 부전이 있다가 점차로 우심실까지 기능이 나빠져 증상이 악화되게 된다. 가장 먼저 나타나는 증상이 빨리 걷거나 계단을 오를 때 같은 운동시 숨이 찬 증세이고 이것이 점점 심해지게 되면 몸이 붓는 증세가 나타난다.

이와 같이 진행되는 증세를 순서대로 보면 다음과 같다.

(1) 운동시 호흡곤란

(2) 무기력증과 발한

심장의 수축기능이 떨어지게 되면 전신으로의 혈액 순환 상태가 나빠져 무기력증이 올 수 있다. 또한 심장을 더 강하게 뛰게 하기 위해서 교감신경이 자극되게 되는데 이때 식은 땀을 많이 흘리게 된다.

(3) 빈맥

맥박이 가만히 쉬는 상태에서도 1분에 90회나 100회 이상으로 증가되어 있다. 이는 심장의 수축력이 감소하면서 심박출량이 줄어 들게 되는데 이를 보상하기 위해 교감신경의 활성화에 의해 심장의 박동이 빨라지게 되는 것이다.

(4) 쉬는 동안에도 호흡곤란

심부전증이 심해지게 되면 운동시 뿐아니라 가만히 쉬는 동안에도 숨이 차게 된다. 또한 누우면 숨이 더 찬데 이는 누우면 울혈성 심부전에 의해 폐에 피가 고이게 되어 숨이 더 차게 되는 것이다. 밤에 자다가 숨이 차서 깨어 일어나게 되기도 한다.

(5) 다리의 부종과 위장장애

좌측 심장의 심부전증이 악화하게 되면 이것이 우심실에도 부담을 주어 우심실도 기능이 저하된다. 이렇게 되면 오른쪽 심장으로 들어 오는 혈액의 정체가 심해지고 정맥의 압력이 올라가게 된다. 이로 인해 목의 경정맥이 돌출되어 보이고 다리가 부우며 간의 정맥이 커지면서 간이 붓는다.

(6) 복수

심부전증이 심해지면서 위장에 혈액도 정체되어 소화기 기능 전체가 악화되어 소화가 안되고 복부가 더부룩하며 구역질이 날 수 있다. 복부에 혈액이 정체가 심해지면서 복수가 차는 경우가 있다.

3. 심부전증은 왜 생기나?

거의 모든 심장병이 진행되어 심해지게 되면 심부전증이 된다. 다음과 같은 원인들이 비교적 흔히 보는 심부전증의 원인이 된다. 아래의 각 질환들은 심장의 수축력을 감소시키거나 구조적인 문제로 인하여 혈액이 심방이나 심실에 모여 나가는 것을 방해함으로써 심부전을 일으킬 수 있으며, 보통 수년동안에 걸쳐 서서히 진행된다.

- 심근경색증을 심하게 앓은 경우
- 고혈압이 오래된 경우에 그 합병증으로 심장 기능이 저하되어 심부전증이 된다.

- 판막질환 : 승모판 협착증이나 폐쇄부전증, 동맥판막 협착증이나 폐쇄부전증을 치료하지 않고 방치하면 심부전증이 발생한다.
- 확장성 심근증 : 심장근육 자체의 병으로서 심장의 수축력이 떨어지고 심장이 커지는 병으로 바이러스 감염이나 어떤 항암제, 알코올 중독증 등이 원인이 될 수 있다. 원인을 밝힐 수 없는 '특발성 확장성 심근증' 도 있다.
- 선천성 심장병이 있는 경우

4. 심부전증의 진단

심부전의 진단은 앞에서 설명한 울혈이나 심박출량 저하와 같은 심부전에 의한 증상과 소견이 있으면서 좌심실 기능의 저하 소견을 확인하면 진단할 수 있다.

심부전을 진단하기 위한 검사로 흉부 방사선 사진을 찍어 보면 심장이 커져 있으면서 폐의 부종 또는 늑막에 수분이 고여 있는 것을 볼 수 있다. 심전도 검사에서는 좌심실 비대, 심차단, 심근경색증, 부정맥 등 다양한 소견을 보일 수 있다.

심부전증을 진단할 수 있는 가장 중요한 검사는 심초음파 검사이다. 심초음파 검사로 각 심장의 심방, 심실의 크기를 측정하여 어디가 커져 있는지 알 수 있고 가장 중요한 좌심실의 수축력을 평가할 수 있다. 또한 승모판막, 대동맥 판막, 삼천판막 등의 기능을 알 수 있고 좁아져 있는지 피가 역류하는지도 알 수 있게 된다. 좌심실의 수축 기능은 방출계수로 표시하는데 정상인 경우 55~60% 이상이다. 이것이 40% 이하로 떨어져 있는 경우는 심장 기능이 감소되어 심부전증의 증세가 나타나고, 20% 이하인 경우는 심부전증이 보다 심각하고 예후도 나쁘다고 평가할 수 있다.

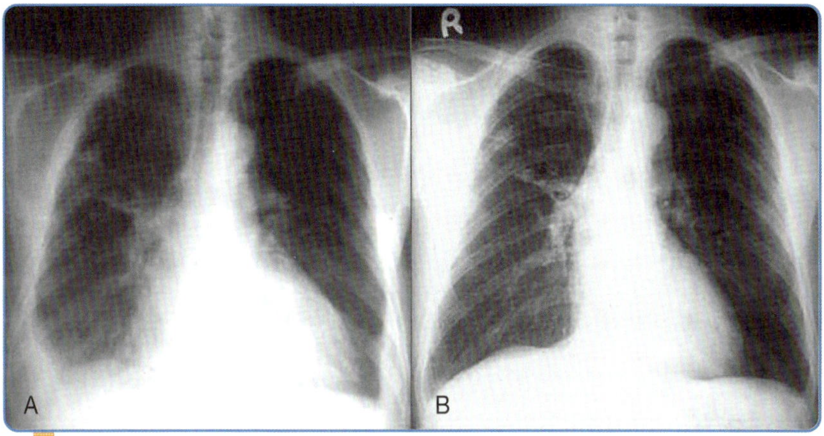

그림 7-1 | 심부전증의 흉부 방사선 사진 A : 치료전, B : 치료후

5. 원인이 불명확한 확장성 심근증

심부전증 중에는 뚜렷한 원인이 없이 심장이 커지면서 기능이 떨어지는 병이 있다. 이것은 심장 근육 자체에 병이 발생한 것인데 이를 '특발성 확장성 심근증' 이라고 한다. 이 병은 유전적인 소인이 있는 경우도 있고 어린이부터 노인에 이르기 까지 어느 연령층에서나 볼 수 있다.

원인이 되는 것으로 바이러스가 추정되는 경우가 있다. 이때 환자는 감기를 앓는 것처럼 기침, 발열, 전신 근육통 등이 있다가 나중에 숨이 차고 몸이 붓는다. 검사해 보면 심장 기능이 많이 떨어져 있고 폐에 수분이 차 있는 경우를 보게 된다. 이러한 경우 임상 양상은 다양하다. 2~3개월 약물치료를 잘 받으면 좋아 져서 정상화되는 경우도 있는가 하면 병이 심하여 사망까지 하는 경우도 있고, 후유증이 남아서 계속 심장 기능이 저하되어 있는 상태로 남아 있는 경우도

심장 수축기능은 괜찮은데 폐에 물이 차는 경우

71세 이씨 할머니는 평소 혈압이 약간 높아서 간헐적으로 약을 복용해 왔다. 그동안 가파른 언덕을 오르거나 계단을 오를 때는 숨이 찼으나 누구나 그려려니 하고 지내왔다. 할머니는 최근 5일간 숨이 찬 증세가 심해졌다. 숨이 점점 더 차서 이제는 가만히 있어도 숨이 차고 누우면 더 심해져서 밤에도 앉아서 자곤 했다.

병원에 가서 흉부 방사선 촬영을 했더니 심장 크기는 비교적 정상이나 폐에 물이 찼다고 하였다. 심초음파 검사를 하니 좌심실의 수축기능은 비교적 잘 유지되고 있었는데 이완기 기능이 많이 감소되어 있었다.

이씨 할머니의 경우는 이완기 심부전증에 해당한다. 이때는 심장의 수축기능은 정상이거나 잘 유지되고 있는데 반하여 이완기능은 많이 떨어져 있기 때문에 발생한다. 심장의 이완기능은 폐를 돌아서 오는 혈액을 심장의 좌심실이 받아 들이는 기능이다. 이 이완기 기능이 좋지 않으면 심장에서 피를 제대로 받아들이지 못해 폐에 울혈 증세가 일어나고 폐에 수분이 차서 숨이 심하게 차게 되는 것이다.

이완기 심부전증이 있는 사람은 평소 높은데 올라가거나 계단을 오를 때 숨이 찬데 병원에 가서 검사를 하면 심장도 붓지 않았고 수축기능도 정상이기 때문에 아무 이상이 없다고 듣는 경우가 많다. 이 이완기 심부전증도 약물치료를 하면 많이 좋아진다.

있다. 또한 산모가 분만하고 난 후에도 이와 같이 확장성 심근증이 나타나는 경우도 있다.

6. 이완기 심부전증이란?

최근에 많이 밝혀진 심부전증의 일종이다. 이것은 심부전증의 초기 증상으로 생각되기도 한다.

일반적으로 심부전증이라고 한다면 수축기에 심장의 수축 기능이 감소되어 있는 것을 말하는데 이완기 심부전증이란 심장의 수축력에는 장애가 없고 심장으로 피를 받아 들이는 이완기에 좌심실에서 활동적으로 피를 받아들이는 능력이 떨어져 있는 상태를 말한다. 그렇게 되면 좌심실로 들어 가야 할 피가 폐에 울혈이 되어 숨이 차게 되는 것이다.

이 심부전증은 흉부 방사선 사진이나 심전도를 해 보면 정상으로 나오는 경우가 많다. 심초음파 검사를 하면서 초음파를 이용하여 도플러 검사를 하면 이상이 발견되는 경우가 있다.

7. 심부전증의 치료

심부전의 치료는 심부전을 일으키는 원인을 해결하는 것이 원칙이지만 동시에 증상을 완화시키고, 약물을 사용하여 심장 기능을 강화시키는 것이다.

또한 심장질환을 일으키는 위험요인(흡연, 고혈압, 당뇨, 비만, 콜레스테롤증 등)을 조절하고 규칙적인 운동, 생활습관의 개선을 통해 환자 스스로가 적극적으로 치료하고자 노력해야 한다. 이와 같이 치료를 위해 스스로 노력하면서 약을 복용하면 심부전증이 많이 좋아진다.

✚ 생활습관을 조절한다

(1) 심장의 부담을 줄이는 안정

심부전은 신체가 필요로 하는 충분한 혈액량을 공급하지 못하기 때문에 생기는 것이므로 운동을 제한하여 안정을 취하면 그 요구량이 줄기 때문에 심장의 부담이 줄어든다.

(2) 염분과 수분의 제한

건강한 사람은 염분과 수분을 많이 섭취해고 불필요한 것은 곧 소변으로 배출되지만 심부전증이 있는 사람은 심장기능의 저하로 인하여 신장으로 보내는 혈액의 양이 부족하기 때문에 소변량 또한 줄어 수분과 염분이 몸 안에 남아 있게 된다. 또한 심부전의 증세는 혈관의 충혈과 이에 따르는 세포외액의 증가는 염분에 기인하기 때문에 염분 제한은 심부전 치료에 있어서 그 기본 요법이다.

염분과 수분의 관계를 보면 염분 자체가 중요한 것이지 수분은 염분을 따라가는 부수적 조건에 불과하다고 할 수 있다. 염분 축적이 있어야만 수분도 축적하여 부종이 발생하기 때문에 염분 조절이 가장 중요하다.

소금이나 간장을 전혀 넣지 않아도 우리가 보통 먹는 식품 자체에 3~5g의 염분이 들어 있기 때문에 울혈성 심부전 환자의 경우에는 상당한 주의를 필요로 한다. 심부전이 심한 사람은 이러한 염분제한과 함께 음식을 소량씩 자주 먹는 것이 심장에 부담을 줄여 주어 도움이 된다.

(3) 적당한 운동

심장에 나쁜 영향을 준다고 해서 운동을 전혀 안하는 것은 오히려 해롭다. 규칙적으로 걷는 운동부터 시작하여 숨이 찬 증세가 나타나지 않을 정도의 운동은 하는 편이 좋다. 안정을 취하여 심부전 증세가 좋아지면 운동의 양도 점차 증가시킨다. 그러나 운동으로 심장을 튼튼하게 하기 보다는 운동을 통한 신체 적응력을 높이기 때문에 운동량이 호전되기도 한다.

✚ 심부전증의 약물치료

(1) 이뇨제

심부전증 환자가 숨이 차고 붓는 이유는 폐나 다리에 수분이 고이는 울혈현상이 있기 때문이다. 이때 다이클로지드, 라식스, 토렘 같은 이뇨제를 사용하여 폐나 다리에 고여 있는 수분을 소변으로 배출하도록 해주면 증세가 많이 좋아진다.

이뇨제는 필요한 만큼 적당히 사용해야지 너무 많이 사용하게 되면 탈수가 되어 몸에 기운이 빠지고 무기력해지는 수가 있다. 따라서 경우에 따라서는 몸이 많이 부은 환자에서 다리에 붓는 정도가 부을까 말까 하는 정도까지만 이뇨제를 사용하는 것이 좋다. 또한 이뇨제는 수분과 함께 칼륨을 소변으로 배출시키기 때문에 몸에 칼륨이 부족해 지는 수가 있다. 이때는 오렌지 주스나 바나나 같은 과일에 칼륨이 많이 들어 있으므로 이것들로 칼륨을 보충하도록 한다.

이뇨제 중에는 알닥톤이나 아밀로라이드 처럼 신장에서 칼륨을 보존해 주는 것 들이 있어서 일반 이뇨제와 같이 병용해서 사용하기도 한다. 요즈음에는 심부전증에서 에이스 차단제를 많이 사용하고 있는데 이 에이스 차단제가 칼륨을 보존해 주는 효과가 있기 때문에 같이 사용할 경우 칼륨의 부족현상은 크게 문제되지 않는다.

(2) 디곡신

디곡신은 가장 먼저 알려진 심장약이다. 이것은 약 100여년 전에 영국에서 나무의 잎사귀에서 추출한 것으로 발견되었는데 심장의 수축력을 향상시켜서 심부전증을 호전시키는 약으로 심장병 환자에서 그동안 가장 많이 사용되어 왔던 약이다.

이 약은 적절한 용량을 사용하는 것이 중요하다. 식사를 잘 못하는 사람이나 신장 기능이 저하되어 있는 사람은 약의 용량을 줄여서 사용해야 한다.

(3) 에이스(안지오텐신 전환효소) 억제제와 안지오텐신 차단제

이 약들은 원래 고혈압 치료제로 사용되었으나 심부전증의 치료에 필수적인 약이 되었다. 안지오텐신이라는 물질이 혈관을 수축시키고 혈관과 심장이 두꺼워 지게 하는 즉 평활근을 증식시키는데 작용하기 때문에 이 안지오텐신을 생성되지 못하게 하거나 작용하지 못하도록 하는 것이다. 안지오텐신 전환효소 억제제는 안지오텐신이 생성되지 못하도록 하고, 안지오텐신 차단제는 안지오텐신 수용체를 차단함으로서 안지오텐신이 작용하지 못하도록 한다.

이 약은 혈관을 확장시켜서 심장으로부터 피가 나가는 것에 대한 저항을 줄여 주기 때문에 심장에 부담을 감소시켜 준다. 그 외에도 혈관과 심장 벽이 두꺼워 지는 것을 막아 주어 심부전증 환자에서 증상을 호전시키고 심부전에 의한 사망률을 20~30% 감소시켜 주는 것으로 알려져 있다.

이 약은 혈압을 떨어뜨리기 때문에 고혈압이 있으면서 심부전이 있는 사람에게는 아주 좋은 약이다. 그러나 혈압이 정상이라도 심부전증이 있는 사람에서 사용하면 효과를 보기 때문에 이 약을 사용하고 수일이나 수주간 어느 정도 사용하게 되면 혈압도 올라가서 정상화될 수 있다.

(4) 베타차단제

베타차단제는 얼마 전까지만 해도 부작용을 염려하여 사용하지 않던 약이었으나 요즈음에는 심부전증의 치료에 빠져서는 안되는 약이 되었다. 이 약은 심장의 맥박을 느리게 해주고 혈압을 약간 떨어 뜨려 주는 효과가 있어서 심장의 부담을 덜어주는 효과가 있기 때문이다. 실제로 최근의 연구 결과를 보면 심부전 환자에서 베타차단제를 사용하였을 때 약 30%의 사망률 감소를 보이기도 하였다.

이 약의 문제점은 기운이 빠지는 무기력증이 올 수 있고 남자에서 발기부전이 올 수 있다는 점이지만 대부분의 경우 큰 문제 없이 잘 사용할 수 있다.

(5) 알도스테론 억제제

알도스테론 억제제는 알닥톤으로 알려져 있는데 원래 이뇨제의 일종으로 칼륨을 보전하는 이뇨제로 사용되던 약이다. 그런데 이 약이 최근에 심부전에서 증상을 호전시키고 사망률을 감소시키는 것으로 알려져 있어 심부전 환자들에 희망을 주고 있다.

알도스테론이라는 물질은 일종의 호르몬으로서 신장에서 몸 안의 염분을 보존하여 주고 혈액의 양을 증가시킴으로써 간접적으로 혈압을 상승시키는 물질이다. 따라서 몸 안의 염분을 줄이고 혈압을 낮추어 주어야 하는 심부전증 환자에서는 이 알도스테론이 작용하지 못하도록 억제하는 것이 중요하다. 알도스테론 억제제는 이러한 알도스테론 수용체를 차단하여 심장에 부담을 줄여 주는 역할을 한다.

이 약은 대개 사용에 심각한 부작용은 없으나 남자의 경우 유방을 크게 하고 유두에 통증을 유발하는 수가 있다. 이것은 건강에 해로운 것은 아니므로 계속 사용하는 것이 좋다.

08 장
부정맥

1. 부정맥이란?
2. 서맥과 빈맥
3. 조기수축
4. 우각차단, 좌각차단
5. 발작성 빈맥
6. 심방세동
7. 실신하는 경우

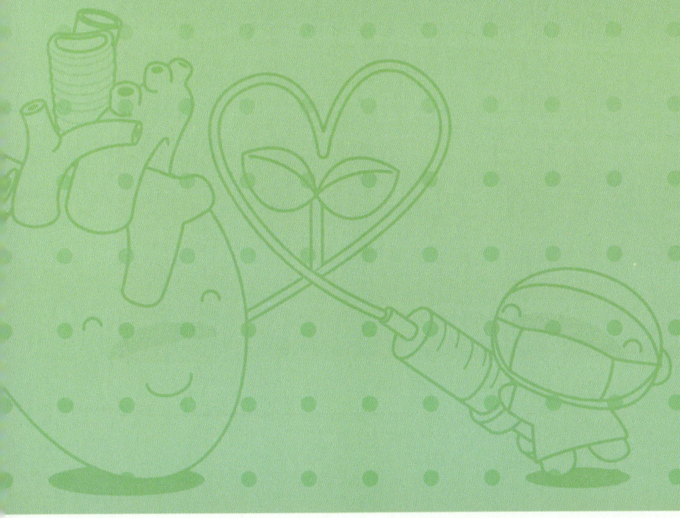

08_ 부정맥

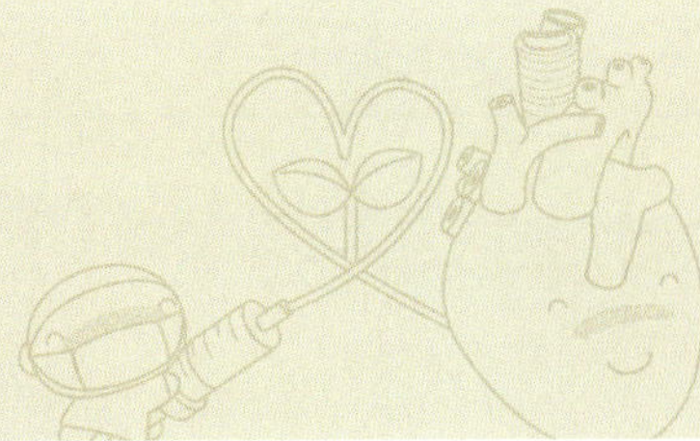

1. 부정맥이란?

부정맥이란 무엇인가?

부정맥이란 맥박이 고르지 않아 불규칙적이거나 규칙적이라도 맥박이 너무 빠르거나 느린 것을 말한다. 맥박은 손목, 사타구니, 목, 발 등에서 느껴지는 심장의 박동으로 심장이 수축할 때 심장 속의 혈액이 동맥으로 뿜어 나오면서 생긴다. 따라서 맥박은 심장의 리듬을 반영하는 것이고 심장 박동의 상태를 알 수 있다.

부정맥은 맥박이 빠른 빈맥, 아주 느린 서맥과 불규칙한 맥박을 보이는 부정맥으로 나눌 수 있다.

부정맥은 범위가 다양하고 종류가 많아서 심각할 수도 있고, 전혀 문제가 없는 경우도 있다. 또한 환자가 느껴져서 알 수 있는 경우도 있고 알지 못할 수도 있다.

심장리듬은 어떻게 만들어지는가?

심장은 자체 발전소를 갖고 있어서 규칙적으로 리듬을 발생하는 신기한 조직이다. 심장이 수축하기 위해서는 전기적인 자극이 필요한데 심장의 전기 전달 체계는 동결절, 방실결절, 3개의 속가지로 구성되어 있다. 정상리듬은 우심

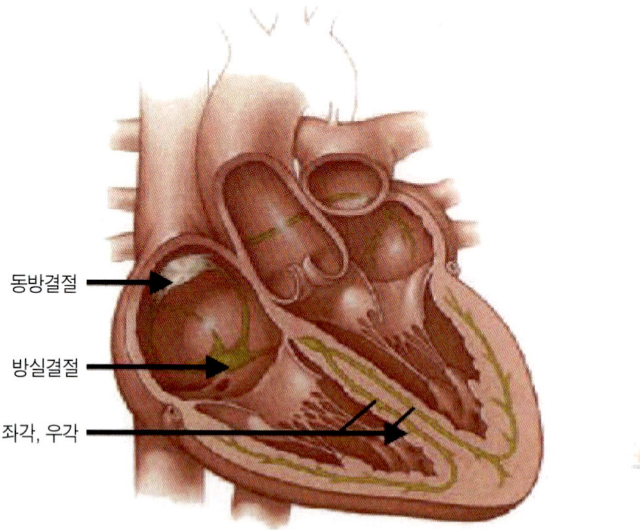

그림 8-1 | 심장의 전기 전달 체계

방에 있는 동결절에서 시작되며 이 동결절이 심장의 자가 발전소 같은 역할을 하는 곳이다. 방실결절은 심방과 심실의 접합부에 위치하고 있고 동결절에서 발생된 전기적 신호를 심실의 속가지로 전달하는 중요한 역할을 한다.

따라서 따라서 심장에서의 정상적인 전기적 발생은 동방결절에서 전기적 신호를 규칙적으로 잘 만들어내면 방실결절이 그 신호를 받아 3개의 속가지들로 빨리 전달시켜 두 심실의 수축을 거의 동시에 유발하게 되는 것이다.

심전도 검사는 이러한 심장의 전기적 자극에 관하여 기록하는 검사로 모양에 따라 P파, QRS파, T파로 불리는 것들이 있다. 이때 P파는 심방의 전기적 자극으로 생기고, QRS파는 심실이 자극되면서 생긴다. T파는 심실이 전기적 자극에서 회복하면서 생기는 파형이다.

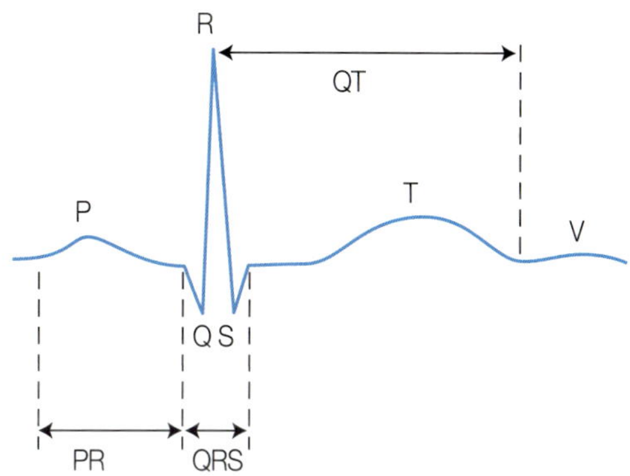

그림 8-2 | 정상 심전도 모양

부정맥의 종류

부정맥에는 심장이 너무 느리게 뛰는 서맥과 필요 이상으로 빨리 뛰는 빈맥으로 구분할 수 있다. 또한 심장에서 정상적으로 리듬을 발생시키거나 전기적인 자극이 지나가는 길이 아닌 곳에서 리듬을 발생시켜 문제가 되는 기외수축이 있다.

부정맥은 어떤 증상이 있나?

부정맥으로 인해 나타나는 증상은 워낙 다양하다. 어떤 사람은 부정맥이 있어도 증상이 없는 경우도 있고 처음 나타나는 증상이 급사로 나타나는 경우도 있다. 또한 이러한 부정맥의 증상은 환자가 가지고 있는 기존의 구조적 이상에 따라 차이가 많다.

- 심계항진 : 일반적으로 사람들은 자기자신의 심장박동을 인지하지 못한다. 그러나 갑자기 어떤 일로 놀랐을 때처럼, 가슴이 쿵쾅 거리면서 맥박이 빨리 뛰는 것을 본인이 느끼는 것이다.
- 어지러움, 실신 : 부정맥이 있어 심장이 제대로 뛰지 않기 때문에 머리나 몸 전체로 혈액공급이 원활하지 못하여 발생되는 증상이다.
- 맥이 빠짐, 피로감
- 흉통, 흉부 불쾌감
- 호흡곤란
- 급사

부정맥의 종류

1. 서맥(bradycardia)

동성서맥(sinus bradycardia)
동결절 기능 부전(sick sinus syndrome)
방실차단(heart block)

2. 빈맥(tachycardia)

1) 상심실성 빈맥(supraventricular tachycardia)
   심방성 빈맥(atrial tachycardia)
   심방 조동(atrial flutter)
   심방 세동(atrial fibrillation)
2) 심실성 빈맥(ventricular tachycardia)
   심실 빈맥(ventricular tachycardia)
   심실 세동(ventricular fibrillation)

3. 기외 수축(premature beat)

부정맥을 진단할 수 있는 방법들

부정맥을 정확히 진단하는 것은 중요하다. 진단과 치료 없이 부정맥이 오래 될 경우 심장의 기능에 이상을 초래하고 돌이킬 수 없는 손상을 초래할 가능성이 커지기 때문이다. 심계항진이나 맥이 불규칙하게 뛰는 것을 느낄 때는 가능한 빨리 심장 전문의를 방문하여 진단을 받는 것이 중요하다. 진단에 가장 중요한 것은 증상이 부정맥의 어느 병과 연관이 있는가 이다.

부정맥의 진단 방법에는 심전도가 가장 중요하다고 할 수 있다. 그러나 부정맥은 대개 나타날 때만 나타나고 보통 때는 나타나지 않아서 일시적인 경우가 많기 때문에 심장내과 전문의를 찾았을 때는 심전도가 정상인 경우가 많다. 따라서 증상을 느낄 때 근처의 아무 병원이나 방문하여 심전도를 빨리 찍는 것이 가장 중요하다 하겠다.

증상이 있을 때 심전도가 있으면 진단은 쉽지만 그렇지 않은 경우는 환자 개개인의 증상에 따라 선택할 수 있는 진단방법은 다양하다. 부정맥을 진단하기 위한 검사들에는 아래와 같은 것 들이 있다.

- **심전도**
- **홀터 모니터링 검사** : 부정맥은 언제 어떤 상황에서 나올지 모른다. 따라서 심전도 검사를 평소대로 하루에 똑같이 생활하면서 만 하루 즉 24시간 동안 작은 컴퓨터에 기록하도록 하여 검사하는 방법이다.
- **심초음파** : 부정맥이 있는 경우 이것이 심장의 구조적인 문제와 연관이 있는지 아는 것이 중요하다.
- **운동부하 심전도 검사** : 부정맥 중에는 심장이나 몸에 어떤 부하가 가해졌을 때에만 나타나는 것들이 있다. 실제로 운동 중에만 나타나는 것도 있다.

- **전기생리적 검사** : 여러 개의 작은 도관을 심장 안에 넣고 전기적인 자극을 주기도 하고 측정도 하는 정밀 검사 방법이다.
- **기립경사 검사** : 주로 실신하는 사람들에서 누운 자세에서 경사를 주면서 하는 검사 방법이다.

✚ 부정맥의 치료

부정맥의 치료는 부정맥의 종류와 심한 정도에 따라 다양하다. 또한 대부분의 부정맥 약물 들이 부작용이 많이 발생하는 편이어서 부정맥의 정도가 문제가 될 정도가 아니면 원만해서 부정맥 약물을 사용하지 않는다. 또한 가끔 나타나는 부정맥을 가진 경우는 대부분 생활방식의 개선이외의 치료가 필요치 않은 경우가 많다.

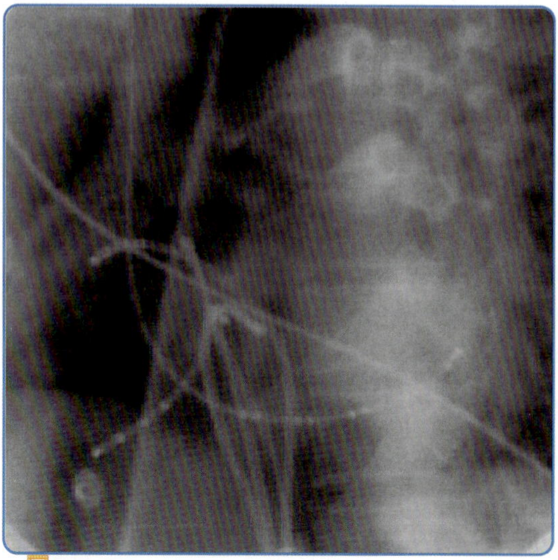

그림 8-3 | **심장 전기생리학적 검사**
심장에 여러가지의 작은 관이 들어가 있다.

- **스트레스 해소**
- **카페인 섭취의 감소 또는 절제** : 부정맥은 스트레스를 받거나 흥분하게 되면 더 나타나는 경향이 있다. 따라서 커피를 줄여서 카페인의 섭취를 줄이는 것이 도움이 된다.
- **알코올 섭취 제한**
- **금연**
- **유발 약제의 사용금지** : 항우울증제나 우리 몸의 전해질 장애를 일으키는 약물 중에 부정맥을 더 심하게 하는 약들이 있다.
- **약제** : 베타차단제, 칼슘길항제, 디곡신
- **항부정맥 약제** : 앞에서 설명한 바와 같이 모든 항부정맥 약제는 양날을 가진 칼과 같아 부정맥을 억제할 수도 있지만 부정맥을 증가시키거나 더 심하게 할 수 있다. 따라서 약물의 부작용을 예방하기위해 주의 깊은 관찰이 필요하다.
- **영구 심박동기** : 일시적이지 않고 심한 어지러움이나 실신 등의 증상이 있는 서맥을 가진 환자에서 시술하는 방법이다.
- **삽입형 제세동기** : 최근에 개발된 방법으로 증상을 가진 빈맥중 심실 빈맥이나 심실세동 같은 급사의 위험이 있는 심한 환자에서 시술하는 방법이다.
- **도자 절제술** : 빈맥을 가진 환자 중 전기 생리적 검사를 통해 빈맥의 원인을 찾을 수 있고 선택된 환자에서 도자 절제술을 통해 완치할 수 있다.

2. 서맥과 빈맥

✚ 정상 맥박수는 얼마일까?

사람의 맥박수는 수시로 변한다. 운동을 하거나 흥분하면 맥박수가 빨라지고 잠자거나 휴식을 취하면 맥박수는 느려진다. 일반적으로 맥박수라고 한다면 이러한 요인 없이 안정된 상태에서의 맥박수 인데 정상적으로 1분에 60회에서 100회 사이이다. 그러나 정상 맥박수는 사람의 나이, 체위, 운동상태, 정신상태, 건강상태 등 여러 가지 요인에 의하여 결정된다.

나이가 들면서 맥박수는 점차적으로 감소한다. 안정된 상태에서 10세 미만의 어린이의 정상 맥박수는 1분에 90회 이상이다. 그러나 나이가 많아지면서 맥박수는 줄어서 70세 이상의 노인의 맥박수는 1분에 50~60회 정도이다. 또한 체위에 따라 맥박수가 차이가 나서 누워있다가 일어서게 되면 맥박수는 5~10회 정도 증가한다. 흥분하거나 공포감에 빠지면 맥박수는 증가하여 10~30회 이상 증가하는 경우도 있고 이때 가슴이 두근거리는 증상인 심계항진 증상을 느끼기도 한다.

운동을 할 때는 맥박이 더 빨리 뛴다. 그 이유는 운동을 하게 되면 더 많은 산소와 혈액공급이 필요하기 때문이다. 운동을 심하게 할 때 맥박수는 최고 맥박수에 도달하게 되는데 이 최고 맥박수는 220에서 자기 나이를 뺀 숫자이다. 예를 들어 20세의 젊은이의 최고 맥박수는 200회 정도이며 70세 노인은 150회 정도이다.

- 최고 맥박수 = 220 - 자기 나이

✚ 서맥에 대하여

일반적으로 성인의 맥박이 맥박이 1분에 50~60회 이하일 때 서맥이라고 한다. 대개 동성서맥일 경우 특별히 문제 될 것이 없다. 동성서맥은 정상적인 형태의 맥을 가지나 횟수가 60회 미만인 경우로 증상이 없고 우연히 검진 같은 것에서 발견되는 경우가 대부분이다. 운동을 많이 한 사람에서 나타날 수 있고 혈압약이나 심장약을 먹는 경우도 나타날 수 있다. 이런 경우도 증상이 없으면 걱정할 필요는 없다.

일반적으로 운동선수나 운동을 많이 하는 사람은 맥박이 느리다. 마라톤 선수나 장거리 육상선수 또는 수영선수들은 맥박이 느려서 1분에 40회 정도 밖에 되지 않는다. 이런 선수들은 정상인에 비하여 심장이 커져 있고 심장의 박출량도 더 많다. 그러므로 맥박이 느리더라도 충분한 혈액 순환을 유지할 수 있는 것이다.

문제가 되는 서맥은 동결절 기능부전과 방실차단이 있다. 동결절 기능부전은 심장에서 맥박수를 조절하는 기관인 동방결절에 이상이 생긴 경우로서 전기적 신호를 잘 만들에 내지 못해 맥박이 느려지는 것이다. 이 경우 아주 빠른 부정맥이 지나가다가 그 것이 끝나면 아주 느린 맥이 따라오는 경우로 나타나는 때도 있다.

방실차단은 정상적으로 동결절에서 발생된 전기적 신호가 방실결절에서 이상이 발생되어 밑의 심장으로 전달이 되지 않는 경우이다. 증상과 치료는 차단의 심한 정도에 따라 달라진다.

✚ 빈맥에 대하여

성인의 맥박수가 1분에 90~100회 이상일 때 빈맥이라고 부른다. 놀라거나 운동 또는 힘든 일을 할 때는 맥박이 분당 150회 정도까지 증가될 수 있다. 이런 선행되는 일이 없이 갑자기 발생되는 100회 이상의 맥은 비정상적인 빈맥이라 할 수 있겠다.

일반적으로 운동을 전혀 하지 않고 체력이 약한 사람은 맥박수가 빠르다. 그러나 이런 사람이 조깅, 등산, 수영 같은 유산소 운동을 꾸준히 하면 맥박수는 줄어든다. 이런 운동 결과를 얻으려면 운동을 하루에 30분 이상씩 1주일에 3~4일간 지속해야 한다.

심장이 필요 이상으로 빨리 뛰는 것은 느리게 뛰는 것에 비하여 좋지 않다. 심장이 빨리 뛰면 뛸수록 심장은 많은 일을 해야 하기 때문에 장기적으로 심장에 부담이 된다. 평상시 심장이 늦게 뛰는 사람이 빨리 뛰는 사람에 비하여 더 장수한다는 연구결과들도 나와 있다. 특히 협심증, 심근경색증 또는 심부전증이 있는 사람이 심장이 빨리 뛰는 것은 나쁜 현상이다. 이런 사람은 운동이나 베타차단제 약물을 사용하여 심장을 느리게 뛰게 하는 것이 좋다.

빈맥은 크게 심실 윗 부분에서 발생되는 상심실성 빈맥과 심실에서 발생되는 심실성 빈맥으로 나눌 수 있다. 일반적으로 심실성 빈맥이 상심실성 빈맥에 비하여 예후가 나쁘다. 최근에는 빈맥에서 전기적 자극을 이용한 전기생리학적 검사와 함께 도자 절제술이 많이 발전되어서 상심실성 빈맥의 치료에 이용되고 있고, 심실성 부정맥의 경우에도 약물치료 뿐 아니라 가격이 비싸지만 삽입형 제세동기 등의 치료가 시도되고 있다.

3. 조기수축

✚ 조기수축이란 무엇인가?

심장에서의 전기는 동결절에서 발생되어 방실결절과 속가지를 통해서만 전달되어야 한다. 그리고 정상적으로는 심방이나 심실 근육 자체에서 전기 발생은 없어야 한다. 그러나 어떤 경우에는 심근 내의 전기적 성질을 갖는 조직에서 전기파를 발생시켜 동결절에서의 전기파 생성보다 빨리 전기파를 발생시킬 수가 있다. 이런 연속되지 않은 심장 전기파를 조기박동 또는 기외수축이라 하고 발생되는 장소에 따라 심실에서 발생되는 심실조기수축과 심방에서 발생되는 심방조기수축으로 나눌 수 있다. 성인의 80% 이상에서 심방조기수축이나 심실조기수축을 볼 수 있고 심장병이 없다면 그 자체로는 위험하지 않다.

조기 수축이 나타날 때 맥을 짚어 보면 그때마다 맥박이 한 개씩 거르는 것을 알 수 있다. 이렇게 건너뛰는 맥박은 1분에 한두 번 또는 수십 번씩 다양하게 나타난다. 맥박이 건너뛴 다음에 나타나는 맥박은 정상맥박보다도 더 강하게 나타난다. 이 때 심장의 박동은 건너 뛰는 것이 아니라 조기수축을 하게 되는데 이 조기수축은 심장의 방출량이 너무 작기 때문에 맥박으로 전달되지 않는 것이다.

✚ 조기수축을 유발하는 요인들

조기수축이 생기는 정확한 원인은 알 수 없으나 스트레스나 흥분하게 될 때 더 나타나는 것으로 알려져 있다. 이는 스트레스성 호르몬이나 교감신경계가 자극되는 것이 조기수축과 관련된다고 볼 수 있다. 그 외에 전해질 이상이나 심장병이 있는 경우에 나타날 수도 있는데 이러한 경우는 보다 세심하게 관리해야 할 것이다.

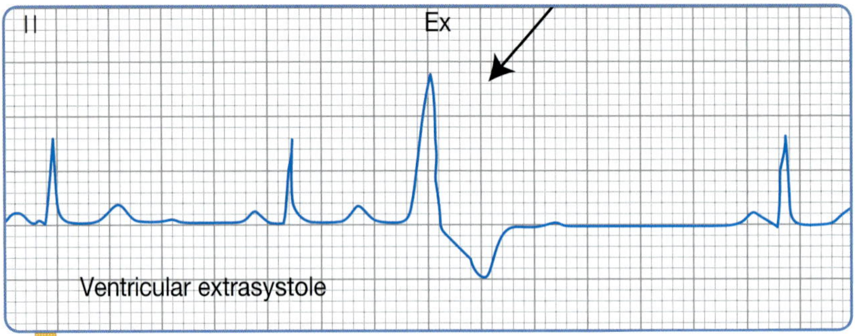

그림 8-4 | 심실 조기수축

조기수축을 유발하는 요인들은 다음과 같다.

- 불안, 스트레스
- 피로
- 커피, 콜라, 차 등 카페인이 많이 함유된 음료수
- 전 해질 이상(심한 탈수, 기아, 조절되지 않은 당뇨병)
- 알코올 등 음주
- 각종 심장병 등

✚ 조기수축의 증상과 진단

조기수축은 심장에서 발생한다고 하여도 느껴지지 않는 경우가 많다. 전혀 증상을 느끼지 못하다가 신체검사나 다른 이유 때문에 심전도 검사를 하다가 우연히 발견하기도 한다.

조기수축이 나타나고 증상이 있는 경우는 가슴이 두근 거리거나 덜컹거리는 것으로 느껴진다. 이때 맥박을 짚어 보면 맥박이 건너 뛰는 것을 발견하고 환자들은 이러다가 심장이 멎지는 않는가 하는 걱정을 하기도 한다. 그러나 많은 정상인들이 알게 모르게 조기수축을 갖고 있으며 이것이 대개의 경우 그리 문제되지 않기 때문에 걱정을 할 필요가 없다. 건강한 사람에게 24시간 동안 심전도 검사를 하는 홀터 모니터링 검사를 하면 거의 모든 사람에게서 작게는 몇 번에서 많이는 수십 번씩 조기수축을 볼 수 있다.

심전도에서 조기수축이 나타날 때의 모양은 QRS파형이 정상보다 넓고 비정상적으로 보인다. 심전도에서 진단이 확인되지 않으면 앞서 말한 홀터 검사를 할 수 있다. 홀터 검사를 할 때 환자가 유의해야 할 사항은 자기의 증상과 발생하는 시간을 잘 기록하는 것이다. 부정맥이 있어도 아무 증상이 없는 경우도 있고, 가슴이 두근거리는 증상이 있지만 심전도에는 아무 이상이 없을 수 있다. 이러한 경우 홀터 검사로 환자의 증상이 부정맥과 일치하는지 확인할 수 있다.

조기수축이 있을 때 동반하고 있는 심장병의 유무를 판별하는 것이 중요하다. 조기수축을 확인하고 필요한 검사들은 다음과 같다.

- 심전도
- 홀터 모니터링 검사(24시간 심전도)
- 심초음파 검사
- 운동부하 심전도

✚ 조기수축의 치료

조기수축을 치료하기 전에 심장질환이 있는지 알아보아야 한다. 일반적으로 심장질환이 없다면 치료는 필요하지 않다. 만약 앞서 말한 지나친 스트레스, 피로, 수면부족이나 지나친 카페인 섭취 등의 원인에 의해 조기수축이 발생된다는 것을 알면 그 원인을 제거하는 것이 가장 좋은 치료법일 것이다.

간혹 심방조기수축이 상심실빈맥을 유발할 수 있는데 이런경우는 베타차단제

성가신 조기수축

49세의 가정주부인 김여사는 요즈음 가슴이 쿵쿵 거리고 얼굴이 화끈거리는 문제가 있다. 어떤 때는 괜히 죄지은 것처럼 불안하기도 하고 가슴이 철렁 내려 앉는 것 같기도 하고 두근 거리기도 한다. 온몸에 혈액 순환이 안되는 것 같이 손발이 저리기도 한다. 요즈음 몇 달 사이 매달 규칙적으로 있던 멘스가 불규칙 해졌다. 그래서 그녀는 병원에 가서 여러가지 검사를 한 끝에 갱년기 증후군이라고 이야기를 듣고 갱년기 호르몬제를 복용하기 시작하였다. 갱년기 호르몬 약을 먹고 나서는 얼굴이 화끈 달아 오르는 증세는 많이 좋아 졌는데 가슴이 덜컹거리는 증세는 계속되고 불편하였다. 심전도를 찍어 보니 심전도에서 조기수축이 많이 나온단다.

김여사의 경우 심전도에서 조기수축이 발견되고 가슴이 두근거리는 증세가 있으면 홀터 검사(24시간 심전도 검사)를 할 필요가 있다. 홀터 검사에서 조기수축이 단발성으로 나오고 모양도 똑 같고 증세가 심하지 않으면 그냥 두어도 무방하다. 또한 이러한 증세가 갱년기 증상과 같이 나타나는 경우 갱년기 호르몬 약을 열심히 사용하면서 경과를 본다. 그러나 그렇지 않고 조기수축이 연속적으로 나온다는가 여러 모양으로 나오거나 증세가 심하면 약물치료를 하는 것이 도움이 된다. 이 때는 베타차단제를 우선적으로 사용한다.

나 칼슘길항제등을 사용할 수 있다. 또 심실조기수축이 낮에 주로 발생되거나 정신적 스트레스 후 발생되거나 갑상선 기능 항진증, 승모판막 일탈증 등과 관계가 있으면 베타차단제를 사용해 볼 만하다.

항부정맥 약제로는 베타차단제, 리트모놈, 탐바코, 코다론을 사용할 수 있다. 이러한 약들은 조기수축을 억제하는데 매우 효과적인 약들이다. 그러나 이 약들이 조기수축을 근본적으로 치료하지는 못하며 이것을 중단하면 증상이 다시 재발할 수 있다. 또한 항부정맥 약제 들이 부작용이 대체로 많기 때문에 사용하기 전에 득과 실을 잘 따져봐야 한다.

심근경색증이나 심부전 같은 심장병이 있는 환자에서는 심실조기수축이 빈발하는 경우 급사의 위험을 증가시킨다는 보고가 있다. 하지만 심실조기수축만을 없애서는 급사의 위험을 감소시킬 수 없고 기저 심장질환 자체에 대한 치료가 필수적이다 하겠다.

4. 우각차단, 좌각차단

✚ 우각차단, 좌각차단이란?

앞에서 심장의 전기전달체계는 동결절, 방실결절, 3개의 속가지(bundle branch)로 구성되어 있다고 하였다. 속가지는 오른쪽과 왼쪽 심장으로 주행하는데 오른쪽에는 한가닥이 가고 왼쪽에는 앞쪽과 뒤쪽의 두가닥으로 나누어진다. 이 속가지가 전기를 전달하는 기능을 상실할 때 각차단이 있다고 한다. 각차단이 발생된 위치에 따라 오른쪽 속가지에 문제가 있으면 우각차단, 왼쪽 속가지에 문제가 있으면 좌각차단이라고 한다.

우각차단이 있는 경우 큰 문제가 없다. 그러나 좌각차단이 있는 경우는 심장병을 동반하고 있는 경우가 많기 때문에 반드시 심장전문의의 진료를 받아야 한다.

✚ 각차단이 발생되는 원인들

각차단이 발생되는 정확한 원인들은 밝혀져 있지 않다. 대개는 속가지의 퇴행성 변화와 관계되어 있는 경우가 많다. 다음은 가능성 있는 경우들이다.

- 노화에 따른 퇴행성 변화
- 고혈압
- 심근경색
- 심장 판막질환 : 대동맥 판막 폐쇄증

✚ 각차단이 있는 경우

각차단이 있는 경우에도 심장에 구조적 이상이 없으면 거의 증상을 일으키지 않는다. 간혹 3개의 속가지가 모두 차단되면 방실차단이 발생되어 의식소실 등의 증상이 나타날 수 있다.

진단은 심전도로 쉽게 할 수 있다. 다음은 각 차단을 유발한 원인을 찾아내기 위하여 심초음파를 할 수 있다. 또한 심근허혈을 동반하는지 보기 위해 운동부하 검사가 도움이 되기도 한다.

각차단의 기저에 심장질환이 동반되어 있다면 치료의 초점은 심장질환이다. 맥박이 많이 느려지지 않으면 일반적으로 각차단 자체에 대한 치료는 필요 없다. 다만 서맥과 관련되어 증상이 발생되면 영구 심박동기가 추천된다.

5. 발작성 빈맥

✚ 발작성 빈맥이란?

이 부정맥은 발작성으로 생기는 것이 특징이다. 갑자기 발생하여 갑자기 끝난다. 때로는 꼭 꾀병 같기도 하여 보통 때 즉 발작이 일어나지 않을 때 심전도 검사를 하면 정상으로 나온다.

이때 나타나는 증상은 가슴이 쿵쿵 두근거리는 심계항진이다. 이와 더불어 현기증, 무기력증, 호흡곤란, 가슴이 답답한 증세 등이 나타날 수 있다. 이러한 경우 환자는 정상적으로 활동하기 힘들어지며 심한 경우 누워있어야 한다. 여자에게서 남자보다 더 많이 나타나는 경향이 있고, 발작이 일어날 때 소변이 마려운 증상이 나타나기도 한다. 그 이유는 발작이 일어날 때 심방에서 분비되는 호르몬의 영향이다.

이 발작은 수분 동안 잠깐 나타나는 경우도 있고 치료를 하지 않으면 하루나 이틀 동안 지속되는 경우도 있다. 발작이 일어나면 심장 박동수가 분당 140~220회(보통 180~200회)이고 때로는 분당 300회를 초과하는 경우도 있는데 규칙적으로 뛰는 것이 특징이다. 이때 맥박을 재보면 너무 빨라서 정확히 셀 수 없으며 맥박의 강도도 약해진다.

발작성 빈맥에는 다음 두가지가 있다.

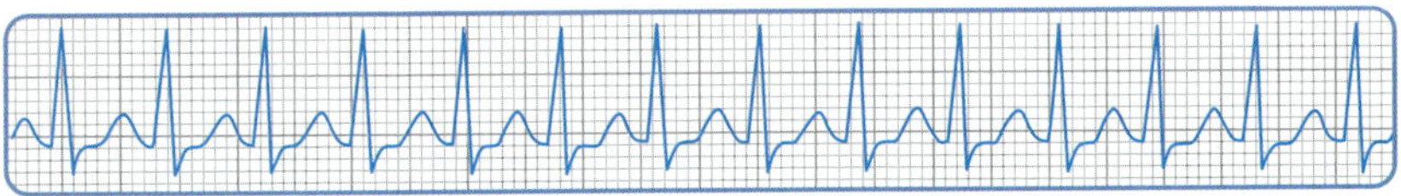

그림 8-5 | 상심실성 빈맥

- **상심실성 빈맥** : 심장의 심방이나 방실결절에서 생기는 빈맥이다. WPW 증후군도 여기에 속한다. 비교적 젊은 나이에 발생하지만 예외적으로 50세 이상에서 처음으로 나타나는 경우도 있다. 심장질환을 동반하는 경우가 드물어 덜 심각하다고 할 수 있다.
- **심실 빈맥** : 심실에서 생기는 빈맥이다. 심장질환 특히 심근경색증이나 심근증이 있는 환자에서 잘 발생하며 좀 더 심각한 병이라고 할 수 있다.

상심실성 빈맥의 원인은 크게 두 가지이다. 우리나라에서 가장 흔한 것은 심장의 심방과 심실 사이에 전기적으로 막혀 있어야 할 곳에 샛길이 존재하여 생기는 것과 또 하나는 심방과 심실 사이에 위치한 방실결절에 이상이 있는 경우이다. WPW 증후군이라는 것이 있는데 이는 전자에 속한다.

✚ 상심실성 빈맥을 진정시키는 방법들

상심실성 빈맥은 발작이 시작되었을 때 가만히 안정을 취하고 있거나 심호흡 또는 기침을 하면 발작이 멈추기도 한다. 그러나 발작이 계속되면 환자 스스로 발작을 진정시킬 수 있는 방법들이 있다. 대개 이와 같은 방법을 시행하면 50~70%에서는 효과를 볼 수 있다.

- 누운 자세에서 심호흡을 하거나 기침을 강하게 몇 번 한다.
- 누워서 다른 사람으로 하여금 양 다리를 천장을 향해 올리게 한다.
- 앉은 채 허리와 등을 앞으로 구부려서 머리를 땅에 닿게 하거나 목을 자극하여 일부러 토하게 한다.
- 숨을 깊이 들이 마시고 화장실에서 변 보는 것처럼 아랫배에 힘껏 힘을 준다.
- 환자의 눈을 감기고 한쪽 눈을 통증을 느낄 정도로 압박하며 조절이 않되

면 양쪽 눈을 동시에 압박한다.

- 턱 밑에 있는 경동맥을 강하게 마사지 한다. 한 손으로 한 쪽씩 양쪽을 교대로 마사지 해 준다.

✚ WPW 증후군

WPW 증후군이란 이것을 발견한 3사람(Wolff, Parkinson, White)의 첫자를 따서 지은 병명이다. 이것은 '조기흥분 증후군' 이라고 알려져 있기도 하는데 선천적으로 심방과 심실사이가 막혀 있어서 전기가 지나가지 말아야 할 곳에 전기가 잘못 통하도록 하는 샛길이 있어서 생긴다.

WPW 증후군은 심전도로 쉽게 진단할 수 있고 빈맥을 흔히 유발한다. 그러나 심전도에 WPW 증후군이 보여도 일생 동안 한 번도 부정맥을 경험하지 않은 사람도 많다. 이런 사람은 특별한 치료를 받을 필요가 없다. 또한 청소년기에는 별 증상을 유발하지 않다가 성인이 되면서 증상이 발생되는 경우도 있고, 시간이 지남에 따라 샛길이 전기를 전달하는 능력을 소실해 버려서 자연 치유되는 경우도 있다. 아주 드물게 1%이하에서 심실세동 등이 유발되어 위험해 지는 경우도 있다.

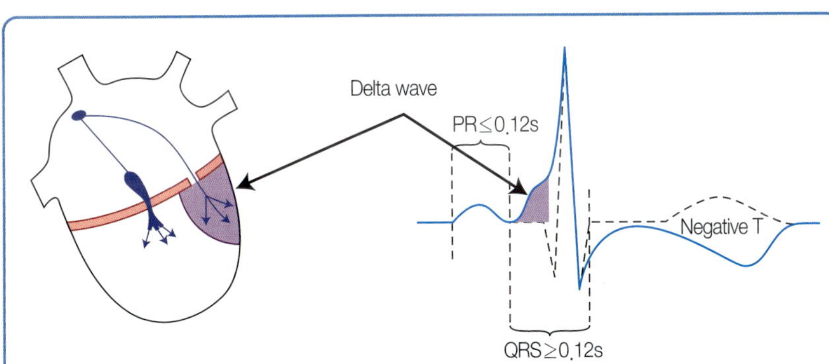

그림 8-6 | WPW 증후군

WPW 증후군은 약 70%에서는 심장에 병이 없지만 30%에서는 심장에 이상을 동반할 수 있다. 따라서 WPW 증후군이 발견되면 심초음파 검사 등을 시행해서 다른 심장병이 없는지 확인해야 한다.

이 병의 진단과 관리는 다음과 같은 검사로 할 수 있다.

- **심전도** : 심전도상 특징적인 델타파를 관찰할 수 있다.
- **심초음파 검사** : 심전도상 특징적인 소견이 보인 경우 동반된 심장 질환의 유무를 평가하기 위해 시행한다.
- **전기생리적 검사** : 샛길의 위치와 환자가 느끼는 빈맥의 원인 등을 규명할 수 있고 동시에 도자절제술로서 필요 없는 샛길을 제거하여 빈맥을 완치시킬 수 있다.

WPW 증후군은 심계항진 같은 증상이 없는 경우 특별한 치료가 필요 없다. 그러나 증상이 있는 경우 전기생리적 검사를 시행하고 도자절제술을 하면 95% 이상에서 완치를 기대할 수 있다. 또한 항부정맥 약제를 사용할 수도 있고, 드물게 도자절제술로 샛길을 제거할 수 없는 경우 수술을 시행한다.

✚ 상심실성 빈맥의 치료

상심실성 빈맥은 병원에서 주사를 맞으면 비교적 쉽게 중단시킬 수 있다. 현재 가장 많이 사용되고 있는 주사약은 아데노신이다. 이 약은 아주 빠른 속도로 한번에 주사해야 하며 천천히 주사하면 효과가 떨어진다. 이 방법은 거의 부작용이 없고 약 90%에서 발작을 중단시킬 수 있다. 만일 이 방법으로 발작이 멈추지 않으면 베라파밀을 정맥 주사한다.

상심실성 빈맥은 나타나는 양상이 한달에 몇 번씩 나타나는가 하면 일년에 한

꼭 꾀병 같은 상심실성 빈맥

33세인 정씨는 평소 얌전하고 모범적인 가정주부이다. 그런데 몇 년전 부터인가 가슴이 쿵덕쿵덕 뛰는 증세가 나타났다. 시도 때도 없이 가슴이 뛰는 증세가 나타나는데 한달에 3~4번 정도 나타났다. 한번 가슴이 뛰면 몇 분에서 몇 시간 동안 가기도 하였다. 그녀는 수개월 전 남편에게 이야기 하여 함께 병원에 가서 심전도 검사, 홀터 검사(24시간 심전도)를 비롯하여 여러 가지 검사를 해 보았지만 정상으로 나왔다. 주위 사람들에게도 자신의 문제를 이야기 해 봤지만 별로 인정받지 못하고 신경이 예민하여 그려려니 생각되기도 하였다. 꼭 꾀병 같기도 하였다.

정씨의 경우 가슴이 뛰지 않을 때 병원에 가면 심장 검사에서 정상이 나온다. 이렇게 가슴이 뛰는 증상이 간헐적으로 있을 때는 가슴이 뛰는 증세가 있을 때 가까운 병원에 가서 심전도를 찍어 봐야 한다. 정씨도 결국 가슴이 뛸 때 심전도를 하여 상심실성 빈맥이라는 진단을 받았다. 이 부정맥은 생명에 지장이 없지만 치료를 해야 한다. 원인은 심장의 심방과 심실 사이에 없어야 할 샛길이 있는 경우도 있고 방실결절에 이상이 있는 경우도 있다. 치료는 약을 사용하는 수도 있지만 요즈음은 전기생리학적 검사를 하고 도자절제술을 하여 샛길을 차단하거나 방실결절을 치료하면 완치가 가능하다.

두번 드물게 나타나기도 한다. 이 발작이 비교적 자주 나타나면 발작을 예방하기 위하여 항부정맥 약을 정기적으로 복용하는 것이 좋다. 그러나 드물게 일년에 한두번 일어난다면 필요시에만 간헐적으로 복용할 수 있다. 이 상심실성 빈맥을 예방하기 위해 주로 베라파밀을 사용한다.

이러한 약물치료는 대부분 효과적으로 발작을 예방할 수 있다. 그러나 장기적으로 복용해야 하고 계속 병원에 다녀야 하는 등 불편한 점들이 있다. 따라서 최근에는 이러한 약물치료보다는 완치가 가능한 시술 방법으로 치료하는 방법이 선호되고 있다. 이 시술 방법은 전기생리학적 검사와 절제술이다. 이 검사와 치료는 대개 2~3시간 걸리며 90%에서 완치를 기대할 수 있다.

✚ 심실빈맥의 치료

심실빈맥은 상심실성 빈맥과는 달리 기존의 심장 질환을 갖고 있는 사람들인 경우가 많고 심실세동까지 발전하여 급사하는 원인이 될 수 있으므로 심각한 부정맥이다. 그러나 '양성 심실세동' 이라는 것이 있는데 이것은 그다지 심각하지 않은 것이다. 이것은 비교적 젊고 건강한 사람에서 생기고 부정맥이 발생하여도 큰 문제를 일으키지 않는다.

심실빈맥의 치료는 혈압이 정상이며 환자의 상태가 안정적인가 아닌가에 따라 차이가 난다. 혈압이 정상이고 환자의 상태가 안정적이라면 정맥으로 프로카인아마이드, 후레케나이드나 푸로파페논 같은 항부정맥 약물을 주사하여 치료할 수 있다. 그러나 환자의 혈압이 낮고 상태가 좋지 않을 경우에는 환자에게 잠시 수면 마취를 한 후 전기충격을 가해서 부정맥을 치료하는 것이 좋다.

운동만 하면 유발되는 심실빈맥

22살의 박군은 비교적 건강하게 지내 온 대학생이다. 얼마 전부터 박군은 운동을 못한다. 왜냐하면 운동하게 되면 심장이 너무 빨리 뛰는 증세가 나타나기 때문이다. 처음에는 운동을 해서 그려려니 생각해 보았지만 가슴 뛰는 증세가 너무 심하고 숨이 막히는 듯 괴로운 느낌이었다.

박군은 심전도 검사상 정상이었다. 그런데 운동부하 심전도 검사에서 맥박이 분당 170번에 이르는 심실빈맥이 발견되었다. 그렇게 심실빈맥이 있어도 혈압은 95/60 mmHg 정도로 유지되었다.

박군의 경우 운동유발성 심실빈맥이라고 부르고 경과가 양호한 양성 심실빈맥의 일종이다. 이것은 원인이 확실치 않은 부정맥이며 심장의 우심실 유출로에서 발생되는 경우가 많다. 치료는 심실빈맥이 나타나 있을 경우는 부정맥 약제를 정맥으로 주사하여 치료하고 일반적으로는 베타차단제를 사용한다. 이러한 경우 아무리 심실빈맥이라고 하여도 혈압이 쇼크 상태가 아니고 그런대로 유지되고 환자 상태가 괜찮으면 심장 전기충격은 하지 않는다.

6. 심방세동

✚ 심방세동이란?

심방세동은 흔하게 보는 부정맥이다. 정상적인 심장 리듬은 동결절에서 발생되어 심방과 심실 사이에 있는 방실결절로 전달되는데 1분에 60~100회이다. 심방세동은 원래 심장 리듬의 시작이 있어야 할 동결절이 제 기능을 못하고 심방 내의 수 많은 곳에서 무질서하게 시작되어 생긴다. 이와 같이 무질서하고 불규칙한 심방의 맥박수는 350~600회/분에 이르고 방실결절에서 다소 걸러져서 전체 맥박수는 100~175회/분 이상에 이르게 된다. 또한 이 부정맥은 맥박을 촉지해 보면 그 간격과 정도가 불규칙적인 것이 특징이다.

심방세동이 발생하면 환자는 심장이 천천히 뛸 때는 증상이 거의 없는 경우도 있으나 1분에 100회 이상으로 빨라지면 가슴이 두근 거리는 증상과 함께 어지러움, 흉부 불쾌감, 호흡곤란, 무기력증 등의 증세가 나타날 수 있다. 이와 같이 맥박수가 너무 빠른 경우는 심장에 피를 채울 시간의 부족으로 심박출양(심장이 수축할 때 뿜어내는 혈액의 양)이 급격히 감소한다. 또한 심방의 수축은 심박출양의 30% 정도를 차지하므로 심방세동이 생긴 경우 심방이 수축하지 않아 그 만큼 심박출양이 감소하게 된다. 그로 인해 심부전의 증상들이 나타나는 것이다.

심방세동의 발생은 나이가 들면서 더 증가한다. 비교적 젊은 나이인 50세 이전에는 드물게 발생한다. 그러나 나이가 60세 이상에서는 1~3%에서 발생하고 70세 이상에서는 5~7%에서 발생한다.

✚ 심방세동은 언제 잘 생기는가?

심방세동은 심장에 이상이 없으며 아무런 원인이 없이도 생길 수 있다. 그것을 심방세동 만 있다고 하여 "고립된 심방세동(lone atrial fibrillation)"이라고 부르기도 한다.

젊은 사람 특히 40세 이하에서 심방세동이 발생하면 승모판 협착증이나 승모판 폐쇄부전 같은 심장판막질환을 의심해 보아야 한다. 승모판막질환이 있으면 좌심방에 혈압이 증가하여 이것이 좌심방을 늘어나게 하여 심방세동이 발생한다. 갑상선 기능 항진이 있는 사람도 심방세동이 잘 나타나서 갑상선기능 항진증 환자의 10~15%에서 지속적인 심방세동이 발생될 수 있다. 또한 고혈압이나 동맥경화성 심장병이 있는 경우에도 발생하고 지나치게 술을 많이 마시면 심방세동이 발생할 수 있다.

심방세동이 흔히 동반하는 질환은 다음과 같다.

- 승모판막질환 : 승모판 협착증이나 승모판 폐쇄부전
- 고혈압
- 협심증이나 심근경색증 등 동맥경화성 심장병
- 갑상선기능 항진증

✚ 심방세동의 진단

심방세동은 증상이 없어 우연히 발견되기도 한다. 심장 박동이 워낙 불규칙하여 맥박을 짚어 보면 맥박의 강도와 속도가 무질서하게 수시로 변하는 것을 알 수 있다. 증상이 있는 경우 앞서 말한 대로 가슴이 두근거리는 심계항진 같은 증세가 나타날 수 있다.

심방세동은 크게 한달이나 1년에 몇 번 가끔 일어나는 '발작성 심방세동' 과 지속적으로 심방세동이 있는 '만성 심방세동' 으로 구분할 수 있다. 발작성 심방세동의 빈도가 잦으면 잦을수록, 지속되는 시간이 길면 길수록 만성 지속성

심방세동으로 넘어갈 가능성이 높아진다

만성적으로 지속적인 심방세동인 경우는 간단한 심전도 검사로 쉽게 진단이 되지만 발작성인 경우는 진단이 어려울 수 있다. 심방세동은 심전도 검사상 심장의 박동을 의미하는 QRS파가 불규칙하야 간격이 일정하지 않고 수시로 변하는 것을 볼 수 있다. 또한 심방의 수축을 의미하는 P파가 일정하게 보이지 않는다.

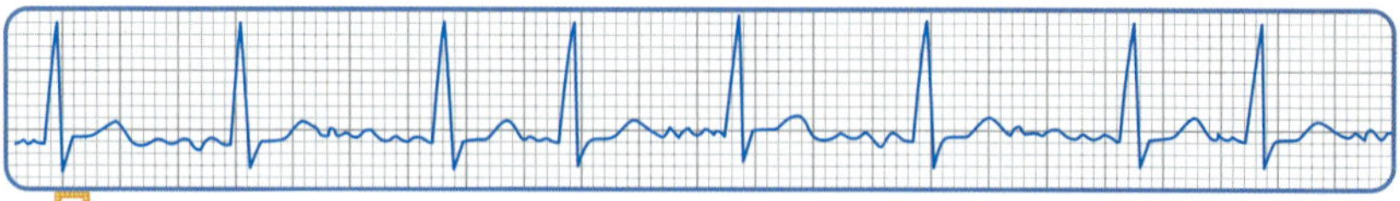

그림 8-7 | 심방세동

심방세동이 있을 경우 심초음파를 시행하여야 하는 이유는 다음과 같다.

첫째, 동반된 심장질환의 유무를 파악하기 위하여 이고,

둘째, 심초음파로 심방의 크기를 측정하여 약물로 심방세동을 치료할 수 있는지 여부를 결정하고, 심방세동의 중요한 합병증인 혈전증의 형성을 막기 위해 항응고제의 사용이 필요한지를 결정한다.

✚ 심방세동은 합병증이 중요하다

심방세동의 가장 심각한 합병증은 혈전으로 인한 뇌졸중(중풍)이다. 심방세동인 경우 심방은 정상적인 수축을 하는 것이 아니라 미세하게 떨고 있는 상태가 되기 때문에 피가 고여있게 되고 따라서 혈전(피덩어리)이 심방 안에 잘 생기게 된다. 이 피덩어리의 일부가 떨어져 동맥을 타고 나가서 혈관을 막게 되면, 피덩어리가 떨어져나간 위치에 따라 중풍등 여러 증상이 나타날 수 있다.

일반적으로 60세 이상의 정상인에서 중풍의 발생율이 매년 100명 중 1명(1%)이라면 심방세동이 있는 사람의 경우는 3배에서 5배까지 증가할 수 있다.

✚ 심방세동의 효과적인 치료

심방세동의 치료는 대개 다음과 같은 3가지 관점에서 하게 된다.

- 심방세동 자체를 치료하여 정상리듬으로 회복하도록 하는 치료
- 정상리듬으로 회복하기 어려운 경우 심박동수를 조절하여 감소시키는 치료
- 중요한 합병증인 뇌졸중(중풍)의 예방

(1) 정상리듬으로의 회복

심방세동의 가장 확실한 치료는 정상리듬으로 회복하는 것이다. 그러나 한 번 심방세동이 있었던 사람이 정상리듬으로 돌아 오는 것은 쉽지 않을 뿐 아니라 정상리듬으로 돌아 왔다고 해도 재발이 빈번하다. 기간이 오래된 심방세동일수록 정상 리듬으로의 전환이나 유지가 어려울 가능성이 많다. 만성적으로 심방세동이 있으면 심초음파로 볼 때 좌심방의 크기가 더 커지고 정상리듬으로 회복되어도 재발을 잘 한다.

아래와 같이 심방세동이 있는 경우들은 정상리듬으로 비교적 잘 돌아 오고 재발하지 않을 확률이 높은 예들이다.

- 심방세동이 발생한 지 1년 이하의 경우
- 심방세동이 항상 있지 않고 가끔 있는 발작성 심방세동
- 심장 자체에 구조적인 병이 없는 경우
- 심초음파 검사상 좌심방이 많이 커지지 않은 경우

심방세동을 정상 리듬으로 전환시키기 위하여 약물요법(항부정맥 약제)을 이용한 방법과 전기충격요법, 그리고 수술요법이 있다.

가. 항부정맥 약제를 이용한 약물요법

심방세동이 있을 때 우선 리트모놈이나 탐바코 등을 사용하여 보고 정상 리듬으로 돌아 오지 않고 불충분하면 코다론을 사용할 수 있다. 이 방법으로 정상 리듬으로 회복되어도 약을 계속 사용하지 않으면 심방세동이 재발할 수 있다.

심방세동이 있었던 환자에서 갑자기 정상 리듬으로 돌아 오게 되면 좌심방 안에서 생겼던 작은 피덩어리(혈전)가 떨어져 나와 중풍을 유발하는 경우가 있다. 따라서 정상 리듬을 회복시키기 이전에 약 3주간 아스피린과 쿠마딘을 사용하여 이러한 합병증이 생기지 않도록 예방하는 것이 중요하다.

나. 전기충격요법

심방세동을 정상 리듬으로 돌아 오게 하는데 가장 확실하고 직접적인 방법이 전기충격요법이다. 이 방법은 전신 마취를 잠깐 하고 심장에 약 50~200 J 정도의 전기 충격을 가하는 방법인데 병원에 입원을 요한다. 이 방법으로 약 80%의 환자가 정상 리듬을 회복할 수 있지만 역시 약물을 유지 용량으로 사용하지 않으면 재발한다는 문제가 있다. 또한 항부정맥 약제를 사용할 때와 마찬가지로 중풍 같은 합병증을 예방하기 위하여 아스피린과 쿠마딘으로 사전 처치를 받아야 한다.

다. 수술 요법(메로 수술)

심방에 미로와 같은 수많은 상처를 내어 심방세동이 발생되지 않도록 하는 수술이고 주로 심장 수술을 받는 환자에서 이루어진다. 아직 시도 단계에 있는 방법이다.

(2) 심박동수를 조절하는 치료

앞에서 설명한 바와 같이 심방세동이 발생하면 심장 박동이 빨라지고 이로 인해 여러 가지 증상 들이 생긴다. 심장이 빨리 뛰게 되면 심장에 그만큼 부담이 많아지고 심장이 효율적으로 일하지 못하게 된다. 심방세동이 있는 환자들에서 심장 박동수의 감소만으로 정상적인 생활에 별 지장을 주지 않으며 증상도 좋아 진다.

심방세동 환자에서 심장 박동수의 목표는 안정시 60~80회/분이고 가벼운 정도의 운동 후 100회/분을 넘지 않는 것이다. 심박동수를 조절하기 위해 사용할 수 있는 약제들로는 디곡신, 베타차단제, 칼슘길항제 등이 있다.

- **디곡신** : 심방세동에서 가장 많이 사용되는 약이다. 심장의 수축력도 향상시켜 준다.
- **베타차단제** : 고혈압, 협심증, 심근경색증이 있을 때 많이 사용하는 약으로 맥박수를 떨어 뜨리는데 효과가 있다. 베타록, 코다론, 아테놀롤, 테놀민 등이 있다.
- **칼슘길항제** : 역시 고혈압 치료를 위해 많이 사용되는 약물이다. 베라파밀, 이솝틴, 딜티아젬 등이 있다.

(3) 뇌졸중의 예방

앞서 설명한 대로 심방세동을 가진 환자들에서는 뇌졸중(중풍)의 발생빈도가 높다. 따라서 뇌졸중의 원인이 되는 혈전이 형성되는 것을 막는 것이 중요하다. 뇌졸중의 위험도는 환자의 연령이 증가할수록, 심장질환의 위험인자가 많을수록, 동반된 심장질환이 있을 경우, 그리고 뇌졸중의 과거력이 있는 경우 증가한다.

조용히 찾아 온 심방세동

71세의 이씨는 군 생활을 오래 하다가 정년퇴임을 한 분이다. 그동안 고혈압이 있어 간간이 약을 써 왔으며 아침마다 공원에서 운동을 하며 비교적 건강하게 지내왔다. 얼마 전 병원에서 건강 검진을 하면서 피검사등 여러 가지를 하였는데 다른 것은 다 정상이고 혈압이 약간 높고 심전도에서 심방세동이 있다는 것이다. 가슴이 두근 거리거나 가슴에 통증이 있다든가 숨이 차다든가 하는 증상은 없다. 심장에 심방세동이라는 부정맥이 있다고 들으니 걱정도 되고 이러다가 심장마비라도 오는 것이 아닌가 하는 불안감도 있다.

이씨의 경우 심장 진찰과 함께 심장초음파 검사를 하여 심장에 심각한 질환이 없다면 별로 걱정할 필요가 없다. 심장이 구조적으로 정상인 경우에는 생명을 단축시키거나 심장에 큰 장애를 주지 않는다. 또한 이씨의 경우 심방세동이 된지 얼마 되지 않았다면 약물 치료로 정상리듬으로 돌려 놓는 것도 성공률이 높다. 이때는 중풍을 예방하기 위해 약 3주간 아스피린과 항응고제를 사용한 다음에 시행한다. 정상리듬이 되지 않고 심방세동이 계속 된다고 하여도 큰 문제는 없다. 이때 가장 문제가 되는 것이 중풍의 예방이다.

심방세동에서 중풍이 가장 문제가 되는 합병증이다. 일반적으로 60세 이상의 정상인에서 중풍의 발생율이 매년 100명 중 1명(1%)이라면 심방세동이 있는 사람의 경우는 3배에서 5배까지 증가할 수 있기 때문이다. 그러나 아스피린과 항응고제(와파린, 쿠마딘) 같은 약으로 이 중풍은 얼마든지 예방할 수 있다. 그리고 소수의 심방세동은 과도한 음주로 인해 발생할 수 있다. 이런 사람은 술을 끊거나 소량만 마셔야 한다.

뇌졸중을 예방하기 위해서 사용하는 약제는 아스피린과 쿠마딘(와파린) 같은 항응고제이다. 만성적인 심방세동이 있을 경우 우선 사용해야 할 것은 아스피린이다. 아스피린은 위장장애가 나타날 수 있고 아스피린 알레르기가 있는 경우가 있는데 이러한 경우는 플라빅스나 플레탈 같은 혈소판 억제제를 사용할 수 있다.

쿠마딘(와파린)은 뇌졸중의 위험이 더 많은 경우에 사용한다. 이 약은 자신에 맞는 적당한 용량을 매일 복용하는 것이 중풍의 예방을 위하여 중요하다. 너무 많이 복용하면 출혈을 일으킬 위험이 있고, 너무 적으면 효과를 보기 어렵기 때문이다. 이 약을 복용하는 사람은 이 약의 용량이 적당한지 체크하기 위하여 피검사를 하여 프로트롬빈 시간을 매번 측정하여 약의 용량을 조절해야 한다. 환자는 이 약을 복용하는 동안 잇몸에서 피가 잘 나고 몸에 멍이 잘 들 수 있다.

심방세동 중에서도 다음과 같은 경우에 특히 중풍의 발생이 많으므로 주의를 요한다. 이러한 경우 중풍의 예방을 위하여 아스피린과 함께 쿠마딘(와파린) 같은 항응고제의 복용이 추천된다.

- 65세 이상인 경우
- 고혈압, 당뇨병이 동반된 경우
- 승모판막 질환 같은 심장판막증이 있는 경우
- 심부전이 있는 경우
- 과거에 뇌경색에 의한 중풍이나 일시적 허혈발작이 있었던 경우

이것을 나이와 심장혈관질환의 위험인자(고혈압, 당뇨병, 고지혈증과 심장질환)에 따른 치료를 개괄적으로 보면 다음과 같다.

나 이	위험 인자	치 료
〈 65 세	(-)	아스피린
	(+)	항응고제
65 ~ 75 세	(-)	아스피린, 항응고제
	(+)	항응고제
〉 75 세	관계없음	항응고제

7. 실신하는 경우

실신이란 일시적으로 잠깐동안 의식을 잃었다가 곧 회복하는 것을 말하며 인사불성 또는 기절이라고 불리기도 한다. 실신을 일으키는 원인과 임상 경과는 다양하여 별 문제가 되지 않는 경우부터 즉시 특별한 처치를 요하는 것까지 여러가지가 있다.

✚ 자율신경성 실신

자율 신경성 실신 또는 혈관 미주신경성 실신은 심장과 혈관의 기능을 조절하는 자율신경 즉 교감신경과 부교감신경의 불균형으로 발생한다. 다른 원인에 의한 실신보다 비교적 흔히 보는 실신이다. 무더운 날씨에 운동장에서 조회하다가 실신을 한다든가, 피를 보거나 끔찍한 장면을 보거나 통증을 느낄 때 실신을 하는 것 등은 다 이러한 자율신경계의 일시적인 이상으로 나타나는 혈관 미주신경성 실신이다. 이때 환자는 소리가 들리지 않거나 주위가 캄캄해짐과 동시에 의식이 없는 상태가 되며, 그 중에는 일어난 일을 모두 기억하고 있는데도 수족이 움직이지 않고, 말을 할 수가 없는 경우도 있다. 가사(假死)와는 달라서 호흡은 정상이므로 질식의 걱정은 없다.

우리 몸의 목 부위 경동맥에 혈압 감지장치(수용체)가 있다. 이것은 우리 몸의 위치나 자세, 상태에 따라 끊임없이 혈압과 심박출량을 감지하여 조정하는 역할을 한다. 즉 지속적으로 교감신경과 부교감신경의 균형을 조절하면서 정상적인 혈압과 심박출량을 유지하도록 한다. 교감신경은 혈관을 수축시키고 긴장시켜서 혈압과 심박출량을 증가시키는 역할을 하고 부교감 신경은 그 반대이다.

우리가 누워 있다가 갑자기 일어나면 혈액이 중력에 의해 다리 아래로 쏠리게 된다. 그렇게 되면 순간적으로 혈압이 떨어지고 심장의 심박출량이 감소하게 된다. 이때 경동맥에 있는 혈압 감지장치(수용체)가 이것을 받아 들여서 교감신경계를 활성화 하여 혈압과 맥박을 빠르게 하여 심박출량을 유지 시키는 것이다. 또한 우리가 심하게 놀라거나 공포에 있을 때도 혈압이 올라가고 맥박수가 증가하는 것이 정상적인 반응이다. 이것은 다 교감신경의 역할이다. 또 반대로 우리가 편한 자세로 편한 마음으로 있다면 부교감신경의 영향으로 혈압과 맥박수가 내려가게 되는 것이 정상이다.

그러나 혈관 미주신경성 실신이 있을 경우에는 이러한 기능이 상실되어 혈압과 맥박수가 증가하여야 할 상황에 오히려 혈압이 떨어지고 심박출량이 감소하여 결과적으로 뇌로 가는 혈액의 양이 부족해지면 잠깐 동안 정신을 잃게 되는 실신이 발생한다. 이때 실신과 함께 얼굴이 창백해지고 식은 땀이 나며 맥박은 느려 진다. 대개 이러한 실신은 누워서 안정된 자세를 취하면 뇌의 혈액 순환이 좋아 지면서 곧 의식을 회복하고 좋아진다.

이러한 실신은 대개 평소에 건강한 사람에게서 잘 발생되고 병력을 잘 들어보면 진단에 문제가 없다. 그러나 애매한 경우에는 기립경사 검사를 할 수 있다. 이 검사는 수평으로 침대에 눕게 한 후 침대의 각도를 변경시켜서 혈압과 심전도를 자주 검사하면서 실신을 유발하는 검사 방법이다.

✚ 기립성저혈압이 드물게 실신을 일으킨다

앞에서 설명한대로 우리가 누웠다가 갑자기 일어나면 피가 다리 쪽으로 쏠리게 되어 혈압이 일시적으로 떨어지는데 이때 교감신경의 활성화로 곧 정상혈압을 회복하게 된다. 이와 같이 기립 후 혈압이 20 mmHg 이상 떨어질 때 '기립성저혈압' 이라고 부른다.

기립성저혈압이 있는 경우 대개는 가벼운 어지러움이나 현기증을 느끼지만 드물게 실신하는 수도 있다. 이러한 경우 자율신경계의 이상 즉 교감신경과 부교감신경의 불균형으로 초래되는 경우도 있지만 대개 이와 같이 실신까지 하는 경우는 다음과 같은 경우에서 발생한다.

- 우리 몸에 수분이 빠져나가서 탈수가 있는 경우
- 장기간 누워 있었던 경우에 발생한다. 몇 일이나 1주일간 계속 누워 있으면 자율신경의 기능이 상실되어 일어난다.
- 고혈압 약에 의해 발생한다. 특히 고혈압 약을 처음 복용하였을 때 혈압이 지나치게 떨어져 발생하기도 한다. 고혈압 약 중에서 혈관확장제 계통이 이러한 현상을 일으킬 수 있다.

✚ 부정맥과 심장질환에 의한 실신

심장 질환 중에 여러 가지가 실신을 일으킬 수 있지만 다음과 같은 경우에서 현기증이나 실신을 유발할 수 있다.

- 동결절 증후군

- 2도 이상의 심차단
- 심실빈맥
- 심장판막증과 심근증

(1) 동결절 증후군

동결절 증후군은 앞에서도 설명한 바와 같이 맥박이 천천히 뛰는 서맥의 가장 중요한 원인 중의 하나이다. 동결절은 마치 자가발전소 같은 곳이어서 심장의 리듬을 발생시키는 곳이다. 이 곳에서는 1분에 60~90회 정도 리듬을 발생하여 심장을 뛰게 하는데 이 곳이 제대로 기능하지 않는 것이 동결절 증후군이다.

심장의 박동수가 분당 40회 이하로 떨어지게 되면 환자는 어지러움증이나 실신을 경험할 수 있다. 또한 동결절에서 갑자기 전기적인 자극을 발생하지 않는 경우도 있는데 이때도 실신할 수 있다.

(2) 인공 심장박동기

환자가 실신을 경험할 정도로 동결절 증후군이 문제가 되면 이때 인공 심장박동기 시술을 할 수 있다. 인공 심장박동기는 인위적으로 심장에 리듬을 발생시켜 주는 것이다. 이것은 배터리와 전선도자로 구성되어 있다.

인공 심박동기는 국소마취 하에서 전기를 전달할 수 있는 줄(전선도자)을 왼쪽 가슴의 쇄골 밑의 정맥을 통해 심방이나 심실에 넣고, 전기를 발생시킬 수 있는 배터리를 쇄골 밑의 피부 밑에 위치시키고 줄(전선도자)을 연결하면 된

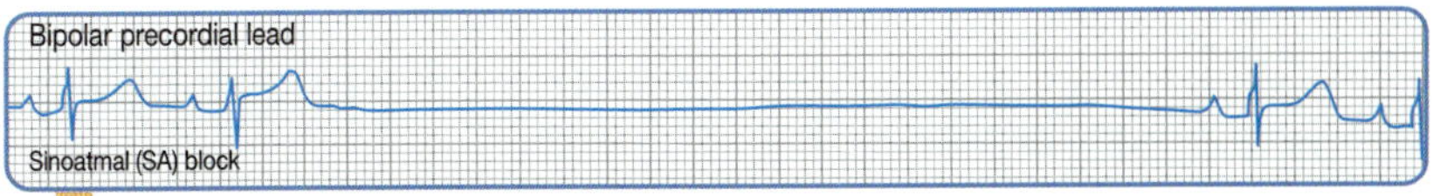

그림 8-8 | 동결절 증후군

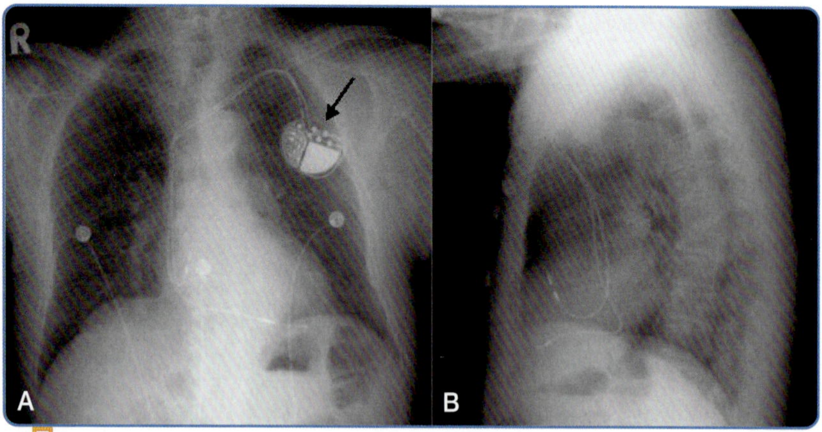

그림 8-9 | 인공 심장박동기를 삽입한 흉부 방사선 사진
A : 정면사진, B : 측면사진

다. 박동기 종류는 환자가 가진 부정맥의 종류에 따라 심방과 심실 한군데만 전극 줄을 넣고 박동기 작용을 하게 하거나 심방과 심실 모두에서 박동기 작용을 하는 것들이 있다. 배터리는 영구적이지 못하여 6~7년마다 바꿔줘야 한다.

(3) 심차단

심차단은 심장의 윗부분인 심방과 아랫부분인 심실사이에 전기적 교류가 부분적으로 늦어지거나 완전히 없는 경우를 말한다. 방실결절에 이상이 발생된 경우가 대부분이다. 즉 동결절에서 발생된 전기적 신호가 방실결절의 이상으로 인해 전달이 늦거나 되지 않는 경우이다. 심한 정도에 따라 3가지 유형이 있다.

1도 심차단 : 방실결절에서 전기적 신호의 전달만 늦은 상태이다. 증상도 거의 없고 대부분 문제를 일으키지 않는다. 훈련을 많이 한 운동선수에서 종종 볼 수 있다. 일반적으로 별다른 치료를 필요로 하지 않는다.

2도 심차단 : 여기에는 두 가지 형이 있다.

- 제 1형은 전기적 자극의 전달이 계속해서 늦어지다가 방실결절이 지치면 완전히 전달을 한번 못시키는 형태의 방실 차단이다. 대부분은 증상이 없고 제2형 보다는 좋은 것으로 알려져 있으나 가끔 어지러움이나 다른 증상들이 나타나는 경우가 있다. 이 때는 유발하는 심장 질환이 있나 살펴보고 치료는 그 것에 초점을 맞추어 진행된다. 맥이 많이 느린 경우는 약물(예, 아트로핀 등)을 사용해 볼 수 있으나 일반적으로 더 심한 방실차단으로 진행하지 않으면 인공심장박동기 치료는 필요치 않다.
- 제 2형은 동결절에서의 전기적 자극이 규칙적으로 전달이 되지 않는 경우이다. 1형보다 흔하지 않지만 증상을 동반하는 경우가 많다. 약물치료나 인공심박동기를 시술할 수 있다. 3도 방실차단으로 진행될 가능성이 많기 때문에 주의깊은 관찰이 필요하고 방실차단에 의한 서맥이 증상과 연관이 있을 경우 영구적 인공심박동기(permanent artificial pacemaker)가 필요하다.

3도 심차단 : 동결절에서 발생된 전기적 자극이 심실로 완전히 전달되지 않는 경우이다. 심실에서는 자구책으로 심실에서 전기적 자극을 만들어 심장기능을 유지하려고 하나 그 맥은 상당히 느리다. 현기증, 실신 등의 증상이 많이 나타난다. 인공심박동기의 시술이 필요하다.

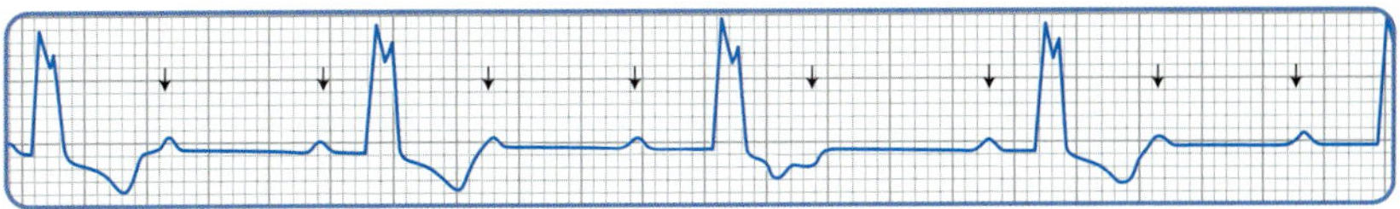

그림 8-10 | 3도 심차단

(4) 심실빈맥

심실빈맥 환자가 실신을 동반하고 있으면 꽤 위급한 상황이다. 심실빈맥이 지속되면 심실세동이 발생하여 급사할 수 있다. 이때는 심장에 전기 충격을 주어 소생시킬 수 있다. 또한 최근에는 이러한 위험이 있는 환자들에서 제세동기(심실세동 제거기)를 가슴에 삽입할 수 있다. 이 시술 방법은 인공 심장박동기와 유사하지만 베터리는 더 크고 수명은 약 2년 정도이다.

(5) 심장판막증과 심근증

심장판막증 중에서는 대동맥 판막 협착이 실신을 하는 경우가 많다. 이는 심장으로부터 전신으로 혈액이 나가는 통로가 막히기 때문이다. 전신으로 가는 혈액이 부족하면 뇌로 가는 혈액이 줄어들기 때문이다.

심근증에는 확장성 심근중과 비후성 심근증이 있다. 이 중 비후성 심근증 중에는 좌심실에서 대동맥으로 혈액이 나가는 곳에 좌심실 유출로가 있는데 이곳에 비후가 생겨 혈액이 나가지 못하도록 막는 경우가 있다. 이때 실신이 생기는 수가 있다.

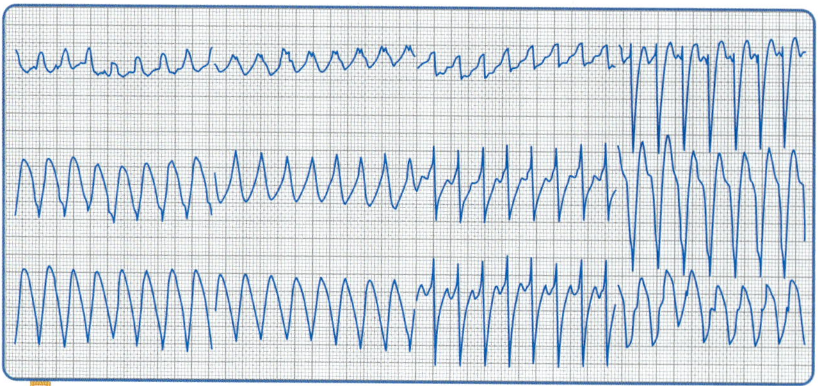

그림 8-11 | 심실빈맥

✚ 기타 실신하는 경우들

심장 문제 외에 실신하는 원인은 뇌혈관질환의 일종인 일시적 뇌허혈증과 간질이다.

일시적인 뇌허혈증은 뇌로 가는 혈관이 막히거나 좁아져서 생기는 현상으로 동맥경화증의 일종이다. 이것은 보다 심각한 뇌졸중(중풍)의 전 단계라고 할 수 있다. 이러한 경우는 실신 이외에도 팔, 다리, 얼굴 등에 일시적인 감각장애나 운동장애 등의 증상을 동반한다.

간질은 뇌속에 이상 전파가 발생하여 의식을 잃는 것이다. 간질 환자는 발작이 있을 때 혀를 깨물고 대소변을 보거나 사지에 경련성 움직임이 있는 경우가 많다.

09장
심장병과 관련된 문제들

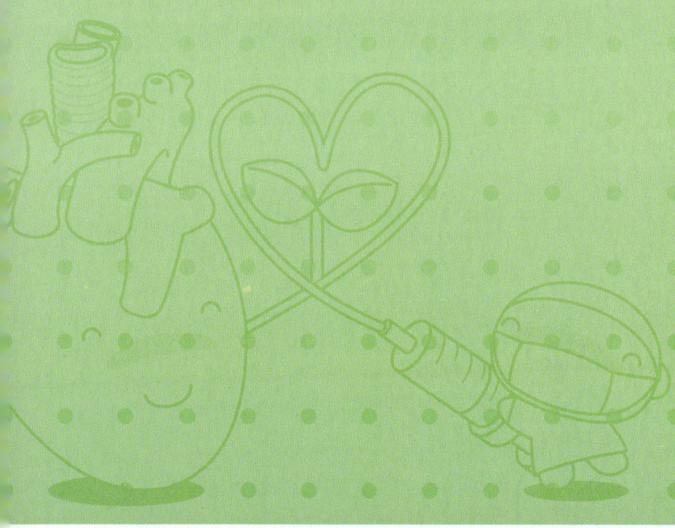

09 _ 심장병과 관련된 문제들

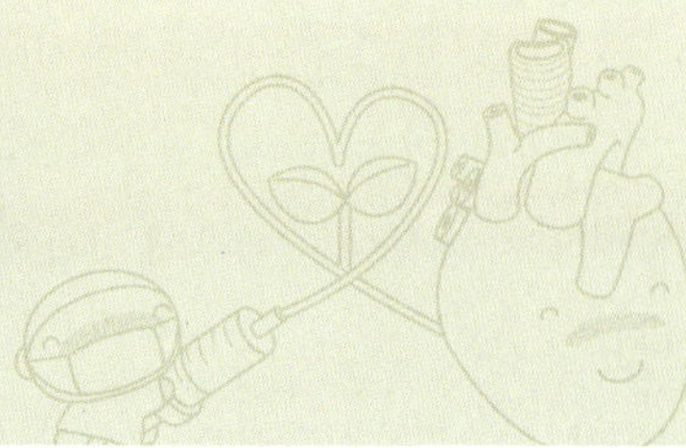

1. 심장돌연사

✚ 돌연사가 무엇인가?

우리는 가끔 신문지상이나 텔레비전 뉴스에서 사회 저명인사 들의 갑작스런 죽음에 접하곤 한다. 얼마 전에도 유명한 야구 선수단의 감독이 급사했다는 뉴스가 화제가 되기도 하였다. 심지어는 심장을 전공하는 의사가 평소에 건강하고 아무런 증세가 없다가 어느 날 아침식사 후 소파에서 갑작스런 죽음을 맞이하기도 하였다. 이러한 갑작스런 죽음은 우리 주위에서 가끔 있는 일이다.

1994년 여름 북한이 핵개발을 서두르고 있을 때 북한의 김일성 주석이 갑자기 심근경색증을 일으켜 돌연사한 것이 큰 뉴스가 된 적이 있었다. 당시 그가 사망에 이르기까지의 자세한 과정은 잘 알려지지 않았으나 그가 그의 아들과의 말다툼 후에 돌연사를 맞았다는 설이 있었다. 이 일이 있은 후 심근경색증과 돌연사에 관한 문의가 빗발치고 방송매체에서는 이 병에 관해 연일 크게 보도하여 우리 국민들에게 이 문제에 관한 인식을 높이는 데 기여하였다.

돌연사란 사람에 따라 달리 정의한다. 일반적으로는 특별한 문제 없이 지내가가 발병후 한시간에서 24시간 이내에 심장마비로 인하여 사망하는 자연사를 말한다. 사실상 돌연사가 있기 전에 전조로 나타나는 증세까지 포함한다면 돌연사가 언제부터 시작했는지 알기 어려울 때가 많다. 어떤 환자는 사망하기

1~2일 전부터 가슴이 아프다던지 어지럽다던지 숨이 차는 등 여러가지 전조가 있기도 하기 때문에 언제부터 정확히 병이 진행하였는지 알기는 어려운 경우가 있다.

돌연사는 모든 심장병으로 인한 사망 중 거의 반 이상을 차지한다. 미국의 경우 매년 40만에서 50만명 정도가 발병 후 24시간 이내에 사망하고 있다. 우리나라에서는 정확한 통계는 없지만 우리 인구가 미국의 약 5분의 1 정도라고 할 때 1년에 약 5만 내지 10만 가까이 갑작스런 죽음을 맞지 않을까 생각된다. 안타까운 것은 이 중 많은 경우가 예방할 수 있고 치료하여 소생 가능한 경우가 있는데도 속수무책으로 생명을 잃어 버리는 경우이다.

✚ 심장돌연사의 원인은 무엇인가?

돌연사한 사람들의 시체를 부검해 보면 약 80%의 경우에서 관상동맥의 이상이 발견되고 약 10%에서는 심근증이나 심장판막증 같은 심장질환이 발견된다. 이 관상동맥 질환은 평소에 증세가 전혀 없었던 사람에서 첫번째로 나타나는 증세의 형태가 심장돌연사의 형태로 나타나는 수도 있다.

이때 나타나는 관상동맥 질환은 대개 동맥경화성 병변이 터져서 혈관 내에 발생하는 혈전에 의한 심근경색일 수도 있고 또는 혈관경련이 심하게 일어나서 심장에 혈액 순환이 안되어 오기도 한다. 일부의 돌연사에서는 관상동맥에 혈전이나 수축의 흔적 없이 발생할 수도 있다. 이러한 경우에는 대부분 과거에 심근경색증이 있었거나 심장근육에 심한 이상이 있는 사람들이다.

심장돌연사는 심장마비가 오기 때문에 발생한다. 이때 심장마비는 대부분 심실세동이 발생하면서 오게 된다. 심실세동 상태가 되면 심장이 제대로 된 수축을 할 수 없게 되어 혈액순환이 일어나지 못한다. 약 5~10분 간의 심실세동이 지속되게 되면 심장은 소생이 불가능해져서 사망에 이르게 된다.

✚ 심장돌연사를 예방하는 방법

심장돌연사를 예방하는 가장 중요한 방법은 동맥경화증을 예방하는 것이다. 많은 경우 평소에 건강을 잘 관리하면 예방할 수 있다. 여기에는 금연이 필수적이다. 기존에 협심증이나 심근경색증, 심부전증 등 심장병이 있었다면 평소에 잘 치료하는 것이 필요하다. 고혈압, 당뇨병, 고지혈증의 지속적인 관리도 중요하다.

(1) 담배는 절대로 끊는다

심장돌연사하는 사람들은 담배를 피우는 사람이 대부분이다. 특히 젊은 나이인 30~40대에 특별한 지병없이 발생하는 심근경색증의 가장 큰 위험인자는 흡연이다. 이 흡연은 관상동맥 질환이 그다지 심하지 않은 환자에서 혈관의 경련성 수축을 유발하므로 위험한 경우가 초래되는 수가 있다. 요즈음에는 이러한 통계를 근거로 하여 생명보험을 들 때도 흡연자는 보험료가 더 높다고 한다.

(2) 지나친 과로와 스트레스를 피한다

요즈음 가끔 30~40대 직장인이 급사하는 예가 있다. 그래서 이를 과로사라고 부르기도 한다. 지나친 과로와 스트레스는 우리 몸에 스트레스성 호르몬을 분비하도록 하고 이 스트레스성 호르몬이 혈관을 수축시키고 부정맥을 일으킨다. 따라서 과도한 일이나 스트레스를 피하고 적당히 취미생활을 즐기고 여유를 갖는 생활이 필요하다.

(3) 평소에 규칙적인 운동을 한다

대부분의 스포츠 및 운동이 심장과 폐의 기능을 향상시키는데 기여를 하지만 갑작스런 운동은 오히려 심장에 무리를 초래하여 문제가 되기도 한다. 우리나라

저승길에 갔다 온 최씨

최모씨는 금년 59세가 되는 지방 공무원이다. 한평생 남에게 해로운 일도 해 본 적도 없고 양심껏 자기에게 맡겨진 일에 충성하며 살아 온 사람이다. 가끔 인생의 의미에 대해서 생각해 보지만 특별한 종교가 있는 것도 아니고 사회에서 인정하는 도덕적 범위 내에서 살아가며 가족과 일에 충실한 사람이다. 그가 얼마 전 심근경색증으로 죽었다가 살아났다.

어느 날 저녁 식사 후 TV에서 축구경기를 보고 있는데 가슴이 약간 이상해 지더니 통증이 시작되었다. 가슴이 아프면서 진땀도 나고 온몸에 기운이 빠지면서 어찌할 바를 모를 정도이었다. 할 수 없이 집안에 사람을 불러 병원으로 향했다. 병원에 거의 도착할 무렵 응급실 정문을 앞에 두고 심실세동을 일으켜 의식을 잃고 쓰러졌다. 다행히 응급실로 속히 옮겨 기도를 확보하고 가슴을 누르는 심폐소생술을 시행한 것은 의식을 잃고 쓰러진지 10분 이내 였다. 급히 인공호흡을 하면서 심전도를 보니 심실세동의 소견이 보였다. 심실세동을 제거하기 위해 200J의 전기충격을 주었더니 심실세동이 제거되고 환자의 리듬이 정상적으로 되기 시작하였다. 심전도를 찍어 보니 심장 앞쪽에 심근경색이 오고 있었다.

혈압은 어느 정도 유지되고 환자를 심도자실로 옮겨 막힌 관상동맥을 뚫고 집중치료실로 옮겼으나 환자는 아무런 의식이 없었다. 안구의 동공은 그대로 빛에 반응을 보였으며 뇌의 전산촬영에는 뇌부종 이외에 다른 소견은 없었다. 뇌부종과 심장에 관한 치료하면서도 2~3일 지나도 아무런 반응이 없었다. 환자는 4일 째부터 인공호흡기에 저항하면서 눈을 뜨기 시작하였다. 다시 호흡이 돌아오고 몇 마디 말도 하기 시작하였다.

약 1주일이 되면서 환자는 의식을 완전히 회복했다. 그러나 자기에게 어떠한 일이 있었는지 모른다. 어떻게 병원에 오게 되었는지 모른다. 이후 이 환자는 심근경색증을 약으로 치료하면서 지내고 있다. 직업에 복귀하였고 새로운 삶을 겸손하게 받아들이며 살고 있다.

최모씨의 경우는 심장 돌연사에 해당한다. 운이 좋게도 병원 근처에서 심장마비가 발생하여 응급 소생술로 살아난 것이다. 만일 밖에서 심장마비가 발생하였다면 유언 한마디 못하고 사망하였을 지도 모른다.

에서도 얼마 전에 유명한 농구선수 감독이 갑작스러운 죽음(돌연사)을 맞아 큰 뉴스거리가 되기도 하였다. 사실 운동 중에 생기는 돌연사는 그리 흔하지는 않다. 그러나 운동경기 중에 생기는 돌연사는 텔레비전이나 신문 지상을 통해서 널리 알려지기 때문에 운동은 위험한 것처럼 착각하는 경우가 많다. 그러나 대부분의 운동 중에 나타나는 돌연사는 심장에 이미 병이 진행되었거나 선천적으로 생긴 심장병으로 인한다. 대개 관상동맥질환이 이미 진행되었으나 모르고 있는 경우나 비후성 심근증, 심실 비대증, 대동맥 판막증 및 말판 증후군등 이미 병이 진행되고 있을 때 운동이 위험할 수 있다.

따라서 운동을 시작하기 전에 기본적으로 심폐기능에 대한 평가가 중요하다. 특별한 질환을 가지고 있는 사람들을 위한 운동처방은 개개인의 임상적인 상태나 체력상태를 고려하여 실시하여야 한다.

운동의 형태는 개인의 취향에 따라 달라질 수 있겠지만 빨리 걷기, 조깅, 자전거 타기, 수영, 에어로빅 등과 같은 유산소운동이 심폐기능을 좋게하고 체중조절, 관상동맥질환의 위험인자들을 줄이고, 심리적인 긴장감을 완화시키는데 효과적이다.

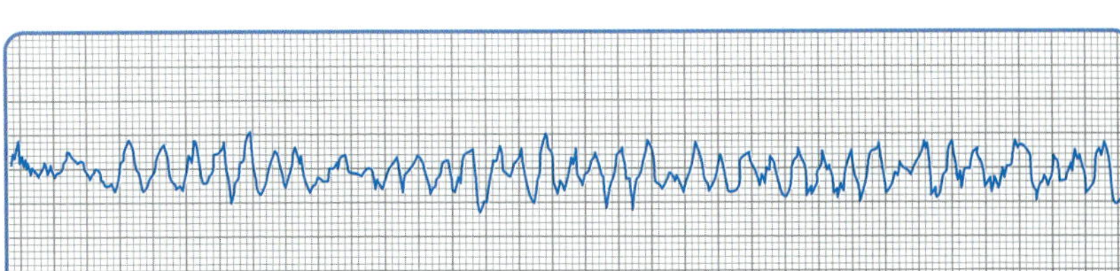

그림 9-1 | 심실세동

(4) 정기적인 심장검진으로 심장병을 조기에 진단한다

평소에 건강검진을 통해 심장에 이상이 있는지 병을 일찍 알고 관리를 하는 것이 중요하다. 숨이 차거나 가슴이 아프면 이것이 어떠한 원인에 의해 일어나는 지 확인해야 한다. 또한 선천성 심장질환이나 판막질환 등은 간단히 청진해서 심장박동소리를 들어보면 쉽게 알 수 있는 경우도 많다.

2. 당뇨병

당뇨병이 심장혈관 질환의 가장 강력한 위험인자라는 것은 잘 알려진 사실이다. 2001년에 새롭게 개정된 미국 고지혈증 관리 가이드라인에서는 당뇨병이 있다면 이것을 아예 심장병이 있는 것으로 간주하기 까지 한다. 그것은 당뇨병 자체 보다도 당뇨병으로 인해 예외 없이 발생하는 동맥경화증의 진행에 기인한다고 할 수 있다. 당뇨가 있는 사람은 정상인에 비하여 심장병의 발생이 2배 내지 4배 높고 일단 심장병이 발생한 경우 예후가 나쁜 것이 특징이다.

요즈음 우리나라에서도 10년 지나면 '당뇨대란' 이 온다고 야단들이다. 대한당뇨병학회에서는 현재와 같은 당뇨 환자의 급증 추세를 감안할 때 10년 후 당뇨 합병증으로 시달릴 국내 인구는 6백만명에 달할 것이라고 한다. 여기에 환자 1인당 1명의 간병인이 필요함을 감안할 때 전 인구의 4분의 1인 1천 2백만여명이 직-간접적으로 당뇨에 시달리게 된다는 말이다. 이렇게 되면 당뇨병의 가장 중요한 합병증 중의 하나인 심장병도 크게 문제가 될 가능성이 많다.

✚ 당뇨병이란 무엇인가?

당뇨병은 말 그대로 소변으로 당이 나오는 질병이다. 정상의 경우 섭취한 음식물은 대부분 포도당으로 바뀌고, 혈액은 이 포도당을 몸을 구성하고 있는 세포로 운반해 준다. 포도당이 세포 속으로 이동하는 데는 인슐린이라는 호르몬이 필요하다. 당뇨병은 인슐린이 제대로 만들어지지 않거나 작용을 하지 못하기 때문에 포도당이 세포 내로 이동되지 못해 발생하는 것이다. 세포 속으로 운반되지 못한 포도당은 그대로 혈액 속에 남아 있게 되어 혈액은 당이 많은 '고혈당' 상태가 되고 소변으로 배출되는 것이다.

최근 새로워진 당뇨병의 진단기준은 공복혈당을 기준으로 한다. 공복시 혈당이란 최소한 8시간 이상의 금식 후에 측정된 값이 126mg/dl 이상이고, 다른 날 반복검사에서 재확인되는 경우이다. 정상치는 110mg/dl 이하이다. 110~125mg/dl 사이는 '공복혈당장애' 로 향후 당뇨병으로 이행될 가능성이 높은 당뇨병 위험군이다.

당뇨병 진단기준	
정상	공복시 혈당 110mg/dl 이하
공복혈당장애	공복시 혈당 110~125mg/dl
당뇨병	-당뇨병 증상이 있으면서 아무때나 측정한 혈당이 200mg/dl 이상 -공복시 혈당이 126mg/dl 이상, 다른 날 반복검사로 확인 -75g 포도당 부하 후 2시간 혈당이 200mg/dl 이상, 다른 날 반복검사로 확인

✚ 당뇨병은 어떤 증상이 있나?

잘 알려진 당뇨병의 자각증상은 다음(多飮), 다뇨(多尿), 다식(多食) 등 이른바 3다(多)증상이다. 초기의 당뇨병 환자는 밤중에 자다가도 목이 말라 잠을 깨는 등 갈증 증상이 심하게 나타난다. 건강한 사람이 소변으로 하루 1,000~1,500cc 정도 배설하는데 비해, 당뇨병 환자는 2,000~5,000cc로 2~5배나 되는 다뇨증상을 보인다. 그리고 음식을 먹어도 허기증이 있어 자꾸만 먹게 되는 다식증상이 나타난다.

모든 당뇨병 환자의 약 60%가 3다증상을 다 보인다. 당뇨병은 3다증상 등 병세의 진행 결과에 따라 몸무게가 줄어들며, 쉽게 피로를 느끼고 의욕이 떨어져 권태감을 호소하는 등의 증상들이 나타난다.

✚ 당뇨병의 원인으로 생각되는 것들

당뇨병의 원인은 크게 유전적인 요인과 환경적인 요인으로 나누어 볼 수 있다. 당뇨병을 유전병이라고 말하지는 않지만 유전적 소인이 많은 질병이다. 당뇨병의 가족력이 있는 사람은 가족력이 없는 사람 보다 당뇨병 발병 확률이 높다. 아버지, 어머니, 형제 중 한명이 제 2형 당뇨병일 경우 위험률은 5%, 부모도두 당뇨병일 때 50% 이상이다. 제 1형은 유전과 별다른 관련이 없는 것으로 알려져 있다.

환경적인 요인으로 우리가 섭취하는 음식은 당뇨병의 발생과 경과에 큰 영향을 미치고 있다. 다른 영양소에 비하여 당뇨병과 밀접한 관계가 있는 당질을 많이 섭취하게 되는 경우 필요 이상으로 많이 섭취한 당질을 이용하기 위해서는 그만큼 인슐린에 대한 요구가 높아진다. 이러한 요구에 따라 인슐린을 분비하는 췌장의 기능이 따라가지 못하면 당뇨병 소인이 있는 사람은 당뇨병의 발병이 빨라지게 된다.

이와 관련하여 우리나라 당뇨병은 특징이 있다. 당뇨병이 가장 잘 생기는 40~50대가 1950년 한국전쟁 이후에 전쟁으로 기근이 만연하던 시대에 태어난 세대이다. 이것이 문제가 되는 것은 이 당시 산모가 충분한 영양섭취를 하지 못하였으므로 이때 태어난 아기들은 췌장 등 내부 장기가 미숙한 상태에 놓여 있기 쉽다. 췌장은 인슐린을 분비함으로써 음식물에서 얻은 혈액 속의 포도당 농도를 떨어뜨린다.

문제는 이들이 자라서 갑자기 영양과잉 상태에 빠지면 미숙한 췌장이 밀려들어오는 혈액 속의 포도당을 감당하지 못해 탈진 상태에 빠진다는 것이다. 이렇게 되면 혈당이 올라가는 당뇨에 걸린다.

✚ 당뇨병은 어떤 종류가 있는가?

	인슐린 의존형 당뇨병 (제 1형)	인슐린 비의존형 당뇨병 (제 2형)
발생연령	일반적으로 40세 이전	일반적으로 40세 이후
체중	마른체격	일반적으로 과체중, 비만
증상	갑자기 나타남	서서히 나타남
체내의 인슐린 생산	생산하지 못함	소량 생산, 작용이 제대로 되지 않음(인슐린 저항성)
인슐린 치료의 필요성	반드시 필요함	필요할 수 있음
다른 이름	제 1형 당뇨병, 소아 당뇨병	제 2형 당뇨병, 성인형 당뇨병

인슐린 생산 여부에 따라 '인슐린 의존형(제 1형)' 과 '인슐린 비의존형(제 2형)' 으로 나눈다. 우리나라의 경우 약 1% 정도만이 인슐린 의존형 당뇨병이고 대부분은 인슐린 비의존형 당뇨병이다. 그 밖에 당뇨병은 아니지만 정상인 보다는 혈당이 높은 '내당능장애' 및 임신중 혈당이 높아지는 '임신성 당뇨병' 이 있다.

✚ 심장병은 당뇨병의 중요한 합병증

당뇨병 환자의 주된 사망 원인은 심장병이다. 당뇨병 환자는 동맥경화증이 잘 생기고 이와 연관하여 협심증, 심근경색증, 말초혈관 질환, 뇌졸중이 잘 생기는 것으로 알려져 있다. 또한 여러 가지 병의 원인이 되는 고혈압의 발생도 당뇨병이 있는 경우 당뇨병이 없는 경우에 비하여 높아서 그 빈도가 약 2배나 된다.

당뇨병의 심장 혈관 계통의 합병증은 크게 세 가지로 나누어 볼 수 있다.

- 관상동맥 질환(협심증, 심근경색증)
- 심부전증
- 자율신경계 기능부전

(1) 관상동맥 질환(협심증, 심근경색증)

관상동맥 질환은 당뇨병이 없는 경우보다 당뇨병이 있는 경우에 그 발병률이 3배 정도 높으며, 당뇨병이 오래 될수록 위험도가 높아지고 당뇨병 환자의 가장 중요한 사망 원인이다. 관상동맥 질환 중에서도 특히 남성의 심근경색증 발병률은 당뇨병이 없는 사람에 비해 2~3배가 많으며, 여성의 경우는 발병률이 거의 6배로 증가한다.

당뇨병이 있는 대부분의 환자에서 관상동맥 질환이 발견될 당시 여러 관상동맥이 동시에 심하게 좁아진 심각한 형태로 나타나며, 심장의 작은 혈관에도 병이 생겨서 광범위한 심근허혈을 유발하고, 일단 심근경색증이 생기면 그 손상 범위가 크고 심각한 합병증이 동반되는 경우가 많아서 치료가 어렵고 사망률도 매우 높다. 또한 전형적이 흉통을 동반하지 않는 무통성 협심증이나 심근경색증의 발생이 있어서 조기 진단이 어려운 경우도 있다.

(2) 심부전증

당뇨병에서는 관상동맥 질환이 없는데도 호흡곤란 등 심부전증의 증상을 호소하는 환자들이 있는데 이는 심장근육 자체의 섬유화, 미세혈관의 손상, 심장근육의 비후, 칼슘대사의 장애로 인하여 심장 근육의 수축기능과 이완기능이 모두 감소하게 되는 심근질환이 발생하기 때문이다. 이러한 심근질환은 관상동맥 질환과 함께 심부전증의 발생을 가중시키게 된다.

(3) 자율신경계 기능부전

당뇨병 환자에서 신경계 합병증으로 자율신경계 기능 장애가 오게 된다. 이렇게 되면 생리적 반사기능이 저하되어 맥박 조절 기능이 감소하고, 기립성 저혈압이 생겨서 어지럼증을 자주 호소하게 된다.

일반적으로 당뇨병으로 인한 합병증은 대개 당뇨병이 진행된 지 5~15년 사이에 시작되는 것으로 알려져 있다. 심장혈관 계통의 합병증이외에 당뇨병의 주된 합병증은 다음과 같다.

- **신장병** : 당뇨병성 신장병은 제 1형 당뇨인의 약 30%, 제 2형 당뇨인의 10~30%가 신부전에 빠진다고 합니다. 당뇨인이 혈당관리가 잘되지 않으면 신장으로 가는 동맥에 동맥경화가 일어나고 신장내의 정밀하게 얽혀

있는 모세혈관이 손상되어 여러 가지 신장의 중요한 기능들에 문제가 생기게된다.

- **눈의 망막증, 실명** : 눈의 망막에 있는 모세혈관이 막힌다. 따라서 막힌 혈관 주변에 신생혈관이 나타나게 되는데 이 혈관은 매우 불안정하고 약하기 때문에 출혈하여 초자체에 피가 고이기도 합니다.
- **말초 신경장애** : 높은 혈당으로 인한 신경의 손상 및 혈액순환장애가 주원인으로 알려져 있다. 손발의 감각이상과 신경통이 초래된다.

✚ 당뇨병의 합병증을 예방하는 법

당뇨병은 위에서 설명한 대로 여러 가지 심각한 합병증을 유발하므로 이러한 합병증이 생기지 않도록 예방하는 것이 중요하다. 당뇨병의 합병증을 예방하는 방법은 다음과 같다.

- 정기적으로 혈당검사를 하여 혈당을 정상으로 유지한다.
- 표준 체중을 유지하고 음식을 섭취할 때 하루 열량이 얼마인지 정확하게 숫자화 해 불필요한 열량섭취를 피함으로써 비만증을 예방한다.
- 비타민, 광물질, 단백질 등이 충분한 균형 잡힌 식생활을 하며 채식을 많이 한다.
- 규칙적인 운동을 한다. 운동은 빨리 걷기, 조깅, 등산, 수영 등 유산소 운동을 한다.
- 반드시 금연하고 폭주는 삼가한다.
- 고혈압이나 고지혈증을 적극적으로 치료, 관리한다.

3. 비만

✚ 비만도 질병이다

최근 모 일간지에 우리나라 성인 3명 중 1명이 비만이라고 발표하여 사회적으로 큰 이슈가 된 적이 있다. 또한 미국에서는 미국 보건당국이 '비만과의 전쟁'을 선포하고 대대적인 체중 줄이기 운동에 나서기도 하였다. 해마다 약 30만명의 미국인이 비만과 관련된 질환으로 숨지고, 이로 인해 지불하는 경제적인 비용만 1,170억 달러나 된다고 한다.

그동안 비만이 성인병을 일으키는 만병의 근원이라고 여러 차례 지적이 되어 왔지만 비만에 관해 결정적인 경고는 2001년 미국의 랜드 연구소에서 나온 연구 결과이다. 랜드 연구소는 미국의 중요 국가정책과 방향을 제시하는 비영리 민간연구소이다. 이 연구소는 사상 최초로 비만이 흡연보다 건강에 해롭다는 연구결과를 제시했다. 이들은 미국의 남녀 성인 9,500여명을 대상으로 생활습관과 암, 당뇨, 천식 등 미국인들의 생명을 위협하는 17개 만성질환의 관계를 조사한 결과 이같은 결론을 내렸다. 흡연의 경우 이들 17개 질환에 걸릴 확률이 남성은 30%, 여성은 40% 증가하는데 그쳤지만 비만은 정도에 따라 50~90% 증가했다는 것이다.

비만이 해롭다는 것은 여러 연구 결과에서 쏟아져 나오고 있다. 각종 성인병은 물론 암도 비만한 사람에게 많다. 특히 대장암, 유방암, 난소암, 전립선암 등 호르몬 분비와 관련된 암들은 비만한 사람에게 현저히 증가한다. 비만한 경우 각종 암에 걸릴 확률이 남성의 경우 33%, 여성은 55%나 증가한다. 여러 가지 난치병은 물론 성기능 장애와 요통, 코골이, 담석증 등 삶의 질에 관여하는 질환도 비만한 사람에게 많다.

과거 비만은 흡연처럼 질병이라기 보다 위험요인의 하나로 해석했지만 지금은 엄연한 질병으로 해석하고 있다. 뚱뚱한 것을 개인의 개성으로 치부해 정상의 범주에 넣기보다 뚱뚱한 것 자체가 비정상의 영역에 해당하는 병이라는 것이다.

✚ 어떤 사람이 비만인가?

비만인지 아닌지는 눈으로 보기만 해도 알 수 있지만 그것을 판별하는 방법은 다음과 같다.

(1) 표준체중으로 비만도를 측정하는 방법

신장에 따른 표준체중을 구하고 그것에 자신의 체중을 비교하는 방법이다.

$$\text{표준체중} = [\text{신장(cm)} - 100] \times 0.9$$

$$\text{비만도} = \frac{\text{현재의 체중(kg)} - \text{표준체중}}{\text{표준체중(kg)}} \times 100(\%)$$

이렇게 계산한 비만도가 표준체중의 10% 이하를 정상이라 간주하며, 자신의 체중이 표준체중의 20% 이상이 될 때 비만이라고 한다.

이 방법은 간편하기는 하지만 나이와 성별을 고려하지 않은데다 키는 작지만 운동을 많이 해 근육과 골격이 발달한 사람에게는 정확하지 않은 문제점이 있다.

(2) 체질량지수(BMI)를 이용한 방법

가장 널리 쓰이는 비만 판별법이다. 이는 몸무게(kg)를 키(m)의 제곱으로 나눈 수치이다.

> 체질량지수(Body Mass Index, BMI) = 체중(kg) / 키의 제곱(m^2)
>
> (키는 반드시 m로 환산해야 한다)
>
> 가령 체중이 90kg 이고 키가 170cm인 사람의 경우,
>
> 체질량지수(BMI) = 90 kg / 1.7(m) X 1.7(m) = 31

체질량지수가 18.5~23 사이이면 이상적이다. 그러나 18.5 미만이면 체중미달이며 23~25 사이면 과체중, 25 이상이면 비만, 30 이상이면 고도비만이다. 예를 들어 키가 170cm 이라면 53.5~66.5kg일 경우 이상 체중이며 72.3kg 이상이면 비만이 된다.

체질량지수(BMI)를 이용한 비만도 측정법

	서양인 기준	아시아 성인 기준
저체중	18.5 이하	18.5 이하
정상범위	18.5~24.9	18.5~22.9
과체중	25 이상	23 이상
비만		
1단계 비만	30~34.9	25~25.9
2단계 비만	35~39.9	30 이상
3단계 비만	40 이상	-

(3) 복부비만을 알 수 있는 허리둘레를 재는 방법

허리둘레를 재는 방법은 의학적으로 더욱 중요한 복부비만 여부를 알려주기 때문에 어떤 면에서는 체질량지수보다 더욱 중요한 잣대이다. 대개 의학적으로 문제가 되는 비만은 단순히 키에 비해 체중이 많다기 보다는 팔과 다리는 가는데 배는 볼록한 복부비만이다. 남성은 90cm 이상, 여성은 80cm 이상일 경우 복부비만이다.

(4) 체지방률을 측정하는 방법

비만 여부를 가장 정확히 알 수 있는 방법이다. 체중에서 지방이 차지하는 비율을 측정하는 것이다. 체질량지수를 이용하여 비만을 판정하는 문제점은 예를 들어 170cm의 키에 몸무게가 80kg이라면 체질량지수로 볼 때 영락없이 비만이지만, 운동을 많이 해 근육이 불어나 체중이 증가한 것이라면 의학적으로 비만은 아니다. 반면 170cm의 키에 50kg이라면 체질량지수 상 체중미달이지만 운동부족으로 근육이 거의 없고 체중의 대부분을 지방이 차지하고 있다면 의학적으로 비만이다.

체지방률은 남성에서 10~20%가 정상이며 여성에서는 18~28%가 정상이다. 체지방률을 알기 위해서는 특수한 장비가 필요하다. 가장 일반적인 장비는 체성분 분석기 이다. 체내 수분과 지방의 양을 측정해 체지방률을 계산해 준다.

허리 둘레를 이용한 복부비만도 측정법

	서양인 기준	아시아 성인 기준
남성	94cm 이상	90cm 이상
여성	80cm 이상	80cm 이상

✚ 체중을 줄이는 4가지 방법

비만을 치료하여 체중을 줄이는 것은 쉽지 않다. 심지어는 암보다 치료가 어렵다는 말까지 나올 정도이다. 비만의 5년 치료 성공률이 10% 이하로, 5년 생존률이 30%를 웃도는 암보다 치료가 어렵다는 것이다. 그러나 최근에 일반인들의 관심이 커지고 여러 가지 다이어트에 관한 정보와 비만에 관한 약물치료 등의 발전으로 비만을 치료하는 성과가 있을 것으로 여겨진다. 여기에서는 체중을 줄이는 방법을 소개하고자 한다.

(1) 치료 목표를 확실하게 한다

체중감량의 목표로 현재 이상 체중은 권장되고 있지 않다. 실제로 체중을 줄일 수 있는 유지 가능한 정도로 5~10kg, 또는 5~10%의 감량을 추천하고 있다. 이 정도의 감량을 12주(3개월) 동안 목표로 삼고 달성하고자 노력하는 것이다. 성인의 경우 일주일에 약 0.5 kg 정도의 체중 감량이 가장 안전하고 지속적인 실행도 가능한데 이를 위해서는 하루에 약 500Kcal 씩 에너지 섭취를 줄이면 된다. 또한 허리둘레가 남성 90cm(36인치), 여성 80cm(32인치) 이상인 경우 2~4인치 정도 줄이도록 목표를 확실히 한다.

(2) 식사습관을 재평가하고 교정한다

비만인 사람은 먼저 자신의 식사습관을 평가하는 것이 중요하다. 칼로리 섭취량 뿐 아니라 당질, 단백질, 지방의 조성, 비타민, 미네랄, 영양소 등 각종 영양분 섭취 상태를 평가해 볼 필요가 있는 것이다. 영양 섭취 상태는 식사일기, 24시간 회상법 등을 이용할 수 있다. 또한 비만인의 경우 식사습관에 문제가 많다. 다이어트 한다고 아침을 거르고 저녁을 많이 먹는다든가 폭식한다든가 하는 문제가 있는 경우가 있다.

칼로리 섭취를 줄이는 것이 비만 치료의 기본이다. 기본적인 개념은 에너지 섭취를 에너지 소모보다 줄이는 것이다. 1 kg의 체중 감량을 위해서는 7,500 kcal의 열량 감소가 필요하다. 이론적으로 하루 100kcal의 식사제한으로 1년에 5kg의 체중 감량이 유도될 수 있다. 비만한 사람은 마른 사람에 비해, 남자는 여자에 비해 체질량이 상대적으로 많아서 높은 대사율을 가지고 있다. 즉 같은 정도의 식사요법으로 비만한 경우와 남자의 경우가 더 체중 감량의 정도가 많을 수 있다. 다음은 체중조절을 위한 올바른 식사습관이다.

- 과식을 피하기 위해서는 하루 3끼 식사를 거르지 않고, 제때에 천천히 식사를 한다.
- 기름기 적은 음식을 위주로 식단을 구성한다.
- 음식은 짜지 않게 한다.
- 인스턴트 음식을 줄이고 자연음식, 집에서 조리한 음식을 먹는다.
- 후식, 음료 등의 단 음식은 주의한다.
- 음식은 골고루 먹어야 균형 있는 영양섭취가 가능하다.
- 계획되지 않은 간식은 먹지 않도록 하고, 야식은 피한다.
- 섬유소가 많은 음식을 충분히 먹어야 공복감을 줄일 수 있다.
- 수분은 충분히 섭취한다.
- 식사요법을 인내심을 갖고 꾸준히 실천한다.

(3) 유산소 운동을 규칙적으로 한다

미국은 최근 20년 전 보다 현재 미국인들이 5~10% 정도 칼로리를 줄여 섭취하고 있지만, 오히려 비만의 유병율은 증가하고 있는 것으로 보고하고 있다. 이는 최근의 비만인구의 증가는 열량 섭취의 과다보다는 오히려 신체 활동의 저하로 인한 소비 에너지의 감소에 기인한다고 생각할 수 있다.

운동요법은 비만 치료에 효과적이지만 단독으로 운동만 하는 것보다는 식사요법과 병행하여 사용할 때 효과를 높일 수 있다. 실제 일상적인 운동에 의해 소모되는 열량은 그리 높지 않으며, 상당수의 비만 환자들이 많은 열량을 소모할 수 있는 운동을 하기가 어렵다. 하지만 운동의 비만 치료 효과는 열량 소모에만 그치는 것이 아니며, 그 외에 많은 이점이 있다. 즉 운동은 지방대사를 촉진시켜 지방을 빼는 데 효과적이다. 바람직한 몸의 구성을 유도할 수 있다.

다음은 운동을 지속적으로 할 수 있는 방법들이다.

- 실행 가능한 적절한 운동을 선택하고 운동량, 강도, 지속시간, 빈도를 알맞게 조절한다.
- 초기에 천천히 시작해서 점점 강도를 높인다.
- 편한 시간을 고르고, 즐거운 환경을 조성한다.
- 체중, 비만도, 체력, 혈압, 심박동수 등의 결과를 기록하면서 목표에 대한 성취도를 분석한다.
- 혼자서 하는 것보다 단체나 클럽에 들어가서 여럿이 같이 한다.

(4) 약물 치료를 병행한다

가. 비만의 약물치료

비만의 약물치료는 식사와 운동요법과 함께 비만 치료의 중요한 수단이 되고 있다. 최근에 미국 식품의약국(FDA)에서 비만치료제 ‘제니칼’과 ‘리덕틸’이 잇따라 허가를 받고 국내 의료계에 도입되어 우리나라에서도 그 선택의 폭이 넓어졌다.

미국에서 사용되는 약제의 적응증은 일반적으로는 체질량지수가 30 이상인 경우이고 비만과 관련된 위험인자나 질환을 가진 경우는 체질량지수가 27 이상인 환자를 대상으로 하고 있다. 그러나 아시아-태평양 비만 지침에 의하면 우리나라의 경우 체질량지수 25 이상과 체질량지수 23 이상이면서 동반질환이 있을 때 약물치료의 대상이 될 수 있다.

나. 제니칼(올리스탓, Orlistat)

스위스의 다국적 제약회사 로슈에서 개발한 제니칼은 소장에서의 지방 흡수를 억제해 살을 빼는 비만 치료제 이다. 제니칼은 식후에 한 알씩 1일 3회 사용하도록 권장되고 있고 1년 복용시 체중의 약 10%를 줄일 수 있다. 대변이 물에 뜨는 지방변이 생기거나 대변이 팬티에 묻어 나오는 등 부작용이 있을 수 있으나 거의 무시해도 좋을 정도로 안전성이 입증된 약제이다.

그러나 지방 섭취가 많은 서구인과 달리 밥 등 탄수화물 위주의 식단으로 구성된 한국인의 비만에는 큰 도움이 안된다는 지적도 있다. 의사의 처방이 필요한 전문의약품이며 한달에 10만원 가까운 약값이 드는 것도 문제다. 삼겹살 등 육류 위주의 회식이 잦은 직장인 중 복부비만이나 당뇨, 관상동맥질환, 고지혈증의 소견이 있다면 제니칼 복용으로 도움을 받을 수 있다.

제니칼 복용시 지방에 용해되는 지용성 비타민(비타민 A, D, E, K)의 흡수가 감소될 수 있으므로 제약회사는 이런 비타민의 보충을 권장하고 있다. 그러나 아직까지 시행된 임상연구에서 제니칼로 인한 비타민 결핍증은 나타나지 않았다.

다. 리덕틸(시부트라민, Sibutramine)

미국의 다국적 제약회사 애보트가 판매하고 있는 리덕틸은 원래 우울증의 치료제로 개발되었으며, 뇌의 식욕중추를 억제해 밥을 적게 먹도록 만들어 살을 뺀다. 하루에 한 번 복용한다. 이 약을 1년간 하루 10mg 복용하면 체중이

6.5%, 15mg을 복용하면 8%가 감소한다는 연구결과가 나와 있다. 지방만 공략하는 제니칼에 비하여 전체적으로 식욕을 떨어뜨려 열량 섭취를 줄이므로 탄수화물의 섭취가 많은 한국인에게 효능면에서 제니칼보다 다소 앞선다는 평가를 받고 있다.

그러나 드물지만 혈압과 맥박을 높일 수 있어 고혈압, 녹내장 환자는 주의 해야 한다. 또 두통과 변비 등 부작용이 있을 수 있어 안전성 면에서는 제니칼이 낫다. 마찬가지로 전문의약품이며 한달에 11만 ~12만원 정도의 비용이 든다.

4. 대사증후군-각종 성인병의 씨앗

최근에 알려진 대사증후군은 각종 성인병의 씨앗으로 알려지면서 그 중요성이 더해지고 있다. '신드롬 X' 라고도 불리는 대사증후군은 당뇨, 고혈압, 동맥경화, 뇌졸중, 비만, 고지혈증, 심장병 등 각종 성인병이 한 사람에게서 동시다발적으로 나타나는 경향이 관찰되면서 명명된 신조어이다. 1980년대 초 미국에서 처음 거론되기 시작해서 현재 학계에서 정설로 받아들여지고 있다.

이 대사증후군의 원인은 명확하지는 않지만 신진대사에 관여하는 유전자 이상에 흡연과 운동부족 등 환경요인이 겹쳐서 발생하는 것으로 추정된다. 그 중에서도 특히 '인슐린 저항성' 이라는 것이 중요한 원인으로 등장하였다. 인슐린이란 혈액 속 포도당이 세포 내로 운반하도록 하는 작용을 가진 호르몬이다. 이때 포도당이 세포 내로 들어가기 위해서는 자물쇠와 열쇠와 같이 세포막에 존재하는 인슐린 수용체(자물쇠)를 인슐린(열쇠)으로 열어줘야만 포도당이 세포 안으로 들어갈 수 있는 것이다. 그런데 인슐린이 충분하다고 하여도 이 인슐린 수용체가 인슐린을 제대로 받아들이지 않을 때 '인슐린 저항성' 이 있다고 부른다.

이러한 인슐린 저항성은 비만과 밀접한 관계를 갖고 있어서 체중이 정상보다 35~40% 증가될 때, 인슐린 저항성은 30~40% 증가하는 것으로 알려져 있다. 또한 비만에서 인슐린 저항성의 정도는 단순한 체지방량의 증가보다 지방의 분포 양상이 더 중요한 것으로 알려져 있다. 즉 신장과 체중으로 산출되는 체지방지수(BMI)나 이상 체중백분율 보다 지방의 중심성 분포를 반영하는 허리둘레와 엉덩이의 비율이 인슐린 저항성과 더욱 밀접한 상관관계가 있다. 이를 복부비만 또는 중심성 비만이라고 말한다. 이는 특히 복강내 지방, 즉 내장 지방이 인슐린 저항성을 유발하는 주범으로 생각되고 있다. 실제로 복부 컴퓨터 단층촬영으로 복강내 내장지방 면적을 측정해 보면 내장지방 면적이 클수록 인슐린 저항성이 현저함을 알 수 있다.

대사성 증후군이 관심을 끄는 이유는 성인병을 개개의 독립된 질환으로 바라보는 시각을 바꿔야 하기 때문이다. 겉으로 드러나는 성인병의 모습은 다양하지만 뿌리는 하나라는 것이다. 예컨대 뚱뚱하고 혈압이 높은 사람은 영락없이 동맥경화와 고지혈증이 있고, 당뇨와 심장병, 뇌졸중에도 잘 걸린다. 이들 성인병 중 한 가지만 갖고 있어도 다른 성인병에 걸릴 확률이 3~4배 이상 증가한다.

5. 흡연

✚ 흡연은 심장에 어떤 영향을 주는가?

최근에 우리나라에 하루 두 갑의 담배를 피우는 어느 유명 코메디언이 폐암이 걸렸다는 뉴스와 마찬가지로 하루 두 갑 이상의 담배를 피우던 어느 유명 야구 해설가가 급성심근경색증에 걸려 하마터면 목숨을 잃을 뻔 했다는 뉴스가 나오면서 금연에 대한 관심이 높아지고 있다.

최근 밝혀진 자료를 보면 우리 나라 성인 남자의 흡연율이 66%, 청소년기 남자의 흡연율이 35%로 각각 세계에서 가장 높은 것으로 알려져 충격을 주고 있다. 또한 최근에는 여성들의 흡연율도 갈수록 높아지고 있고, 특히 청소년기 여성의 흡연율이 8%에 달하는 것으로 밝혀져 흡연에 관한 문제가 사회적 이슈로 새롭게 부각되고 있다.

흡연이 우리 몸의 각종 질병을 유발하고 건강에 여러 가지 해를 미친다는 것은 잘 알려진 사실이다. 그 중에서도 흡연이 초래하는 가장 큰 두 가지 문제는 암의 발생을 증가시킨다는 것과 심장병을 발생시키거나 악화시킨다는 것이다.

흡연은 동맥경화증과 관상동맥 질환의 주된 위험인자이다. 흡연은 협심증이나 심근경색증의 발생을 60~80% 증가시킨다. 특히 40세 이하에서 심근경색증이 발생하는 가장 중요한 원인이 되는 인자가 바로 흡연이다.

흡연은 크게 세 가지 작용에 의해 동맥경화증과 관상동맥 질환을 일으키고 악화시킨다.

첫째, 흡연의 유해 영향은 일차적으로 니코틴, 타르와 일산화탄소에 기인한다. 흡연을 통해 연기를 흡입하면 이 독성물질 들이 혈액을 타고 들어가서 혈관, 특히 관상동맥의 내벽을 손상시켜 관상동맥 질환의 조기 발생을 유발하는 원인이 될 수 있다.

둘째, 흡연은 혈중의 지질농도와 혈전과 관계된 혈소판의 점도를 높임으로써 각종 장기 내의 혈전이나 심근경색 또는 뇌졸중을 야기시키는데 영향을 미친다. 혈관내층이 독성물질에 의해 손상되고 혈전이 생기면 관상동맥 질환이나 뇌졸중의 발생이 가속적으로 빨라진다.

셋째, 담배 속의 니코틴은 혈관을 수축시켜 혈액 순환을 방해한다. 니코틴에 의한 혈관수축은 관상동맥이 이미 좁아져 있고 심장 근육이 손상된 경우 병든 심장의 기능을 더욱 악화시킨다.

다음은 흡연과 심장병의 관계를 나타내 주는 내용을 요약한 것이다.

- 흡연은 동맥경화증 발생의 주요 위험인자이다.
- 흡연은 40세 이하의 젊은 심근경색증 발생의 가장 중요한 유일한 위험 요인이다.
- 흡연은 다른 위험인자 즉 고혈압, 당뇨, 고지혈증, 심장병의 가족력 등과 겹쳐 있을 때 더 유해 영향을 끼친다.
- 흡연은 혈액 내 호르몬인 카테콜라민의 농도를 높여 각종 심부정맥의 원인이 된다.
- 흡연 후 혈액 내 일산화탄소가 심장근육으로 가는 산소공급을 감소시켜 심장 기능을 저하시킨다.
- 여자들에서 흡연과 동시에 경구용 피임약을 복용하는 경우 각종 장기 내 혈전의 형성과 심근경색증의 빈도가 현저히 높아진다.

✚ 담배를 끊는 5가지 방법

(1) 담배를 끊겠다는 선언을 공개적으로 한다

주변 사람들에게 금연을 시작했음을 알린다. 성공하지 못할 것에 대한 걱정으로 주눅이 들 필요도 없고 담담한 마음으로 금연한다는 것을 주변 사람에게 보고하는 것이다. 그들에게 특별한 부탁을 할 필요는 없다. 그저 '지켜 봐 달라' 는 마음을 전달하고 그들에게 마음으로 응원해 줄 것을 부탁하면 그것으로 족하다. 중요한 것은 이러한 과정을 진지하게 마음에 두는 것이다.

(2) 스스로 만드는 예외를 경계하고 담배를 대신한 것을 찾는다

'단 한 개비의 담배가 건강에 무슨 영향을 줄까?', '분위기를 맞추어 주기 위해서는 한 두 대 정도는 피울 수 있지.' 등의 생각을 버려야 한다. 나아가 이런 생각이 들 때 이런 생각을 어떻게 이길 것인가에 대해서도 고민해 보아야 한다. 이러한 생각을 유혹으로 단정하고 대처해야 한다. 유혹이 느껴질 때에는 적극적인 행동이 필요하다. 흡연하고자 하는 욕구가 강해질 때 다음과 같은 행동으로 이겨나갈 수 있다.

- 심호흡을 천천히 10회 한다(들이 쉴 때는 복부를 팽창시키고, 내쉴 때는 복부의 힘을 뺀다).
- 물을 1~2컵 마신다.
- 담배 생각이 날 때마다 발가락을 10번 주무른다(그밖에 다른 행동을 취해도 좋다).
- 무가당 껌이나 은단, 당근, 오이 등을 씹는다.
- 밖으로 나가서 활기 있게 걷는다.
- 샤워나 목욕을 한다.

(3) 금연이 가져다 줄 대가를 생각한다

담배를 끊음으로써 얻는 대가는 실로 막대하다. 담배를 피움으로써 발생할 수 있는 몸 안의 니코틴과 일산화탄소가 사라지고 그만큼 심장병과 암에 걸릴 위험이 줄어들게 된다. 또한 친구나 가족들에게 간접흡연의 피해를 주지 않게 된다.

담배를 끊으면 우선 경제적으로 도움이 될 뿐 만아니라 점차 몸에 활기를 찾게 되고 되살아난 입맛으로 새로운 음식을 즐길 수도 있다.

(4) 금단증상을 인정하고 대비한다

흡연은 분명 중독성이 있다. 담배를 끊기 전에 미리 마음의 준비를 단단히 해두는 것이 금단 증상과의 싸움에서 승리할 수 있는 중요한 원동력이다. 금연을 시작한 후 첫 1~3일 동안이 니코틴 금단증상이 가장 심한 기간이다. 통계에 의하면 금연을 시작한 후 사흘이 지나면 약 50% 정도에서 금단증상이 줄어드는 것을 경험하며, 5일이 지나면 약 80% 정도에서 금단증상이 줄어드는 것을 경험하게 된다고 한다. 따라서 금연을 시작한 지 첫 주만 잘 지내면 그 다음부터는 지내기가 훨씬 쉬워지게 되는 것이다. 그러나 신체적 금단증상이 긴 사람은 3~4주까지 경험하기도 한다.

담배를 끊으면 마음이 어딘지 모르게 어수선한 듯 느껴지고, 한 가지 일을 계속하기도 힘들어지는 느낌을 받을 수 있다. 무엇에 쫓기는 듯이 막연한 초조함에 시달리는 사람도 많아서, 예전에는 대범하게 넘기거나 그리 신경 쓰지 않고 넘겼던 조그만 문제들에도 예민해져 버릴 수도 있다. 다 알고 있듯이 담배를 피우면 이러한 초조감은 어느 정도 줄일 수 있다. 하지만, 당장의 초조함을 줄이기 위해 흡연하는 것은 일종의 회피이지 문제를 해결하려는 노력일 수 없음을 생각해야 한다.

다음은 담배를 끊은 후 나타날 수 있는 금단 증상들이다.

- 신경이 예민해진다 : 갑자기 흡연을 중단하면 신경질적이 되기 쉽고 예민하게 된다. 불안, 초조, 욕구불만, 노여움 등의 증상과 같이 나타나기도 한다. 이 증상은 수일~수주간 지속되다가 사라진다.
- 입술이 마르고 갈증이 난다.
- 두통이 일어난다.
- 기침을 자주 하게 된다.
- 다시 못 견딜 정도로 담배가 피우고 싶어 진다.
- 팔다리가 저려온다.

(5) 금연 후에 나타나는 체중 증가에 대비한다

금연을 하면 체중이 는다고 걱정하는 분들이 많다. 실제로 금연 한 사람의 약 절반 정도에서 평균 2~3kg의 체중이 늘어난다. 그러나 금연을 한다고 모든 사람이 몸무게가 부는 것은 아니고 실제로 어떤 사람은 체중에 변화가 없으며, 어떤 사람은 오히려 살이 빠지는 것을 경험하기도 한다.

일반적으로 체중이 늘어나는 이유는 다음과 같다.

첫째, 기초 대사율이 약간 감소하게 되어 흡연으로 소비되었던 열량의 일부가 몸에 남게 된다. 그러나 낮은 기초 대사율로 늘어나는 체중은 한 달에 약 500g정도(0.5kg)밖에 되지 않는다.

둘째, 금연을 하면 식욕이 좋아져서 식사를 예전보다 잘 하게 되는 경향이 있다.

셋째, 어떤 사람들은 담배를 피우는 대신 사탕처럼 단것들을 간식으로 하여 체중이 증가하기도 한다.

이렇게 체중이 늘어날 가능성이 있다고 하더라도 한가지 확실한 것은 금연을 하는 것과 동시에 식생활을 변화시키고 운동을 병행하게 되면 이러한 체중 증가의 부작용은 나타나지 않을 뿐더러, 금연에도 도움이 된다는 것이다.

6. 음주와 심장병

✚ 포도주는 심장병의 예방에 도움이 되는가?

프렌치 파라독스(French paradox)라는 말이 있다. 프랑스인은 담배도 많이 피우고 지방질이 많은 음식을 섭취할 뿐만 아니라 비만율, 고혈압 유병율이 미국, 독일 등 다른 서구 국가와 별 차이가 없는데도 다른 서구인보다 심장병에 의한 사망률이 두세배 이상 낮은 이유가 궁금해 생긴 말이다. 게다가 프랑스인은 전체 열량의 15%를 몸에 나쁜 지방인 포화지방으로 섭취하는 상황이며 평균 혈중 콜레스테롤 농도도 미국, 영국과 차이가 없었다.

프랑스인들은 빵, 채소, 과일, 식물성 기름, 포도주 등 지중해식 식사를 즐기는 것이 심장병 사망률을 낮추는 비결로 나타났다. 이중에서도 포도주를 하루 200ml 이상 마시는 것이 '프렌치 파라독스'의 요체이다.

이와 같이 포도주가 심장병의 예방에 도움이 되는 이유는,

첫째, 포도의 껍질에 있는 폴리페놀이라고 하는 물질이 있어서 이 물질이 항산화 작용을 하고 혈전과정에서 일어나는 혈소판의 응집을 억제하는 기능이 있다는 것이다. 실제로 포도주의 항산화 능력은 비타민 E의 두배에 달한다.

둘째, 모든 술에 들어 있는 알코올이 좋은 콜레스테롤인 고밀도 콜레스테롤(HDL)을 증가시키기 때문이다. 이 좋은 콜레스테롤은 동맥의 내벽에 축적되어 있는 콜레스테롤을 간으로 이동시킴으로써 결국 콜레스테롤을 제거하는 효과를 갖는 것이다.

✚ 음주가 심장에 주는 영향

알코올 중독자와 같이 술을 많이 마시는 사람에서 흔히 발생하는 병이 간경화증이라는 것은 잘 알려져 있는데, 심장기능에 대한 유해성 역시 중요시되어야 할 것이다. 지나친 알코올 섭취는 알코올성 심근증, 각종 부정맥, 심장 수축기능의 악화, 혈압 상승의 원인이 될 수 있다.

음주는 또한 혈중 중성지방과 같은 지질의 농도를 상승시켜서 이미 혈중 지질농도가 높은 사람들에게는 더욱 해롭게 작용한다.

✚ 음주와 사망률

여러 연구에서 술을 먹지 않는 사람에 비하여 소량의 술을 마시는 사람이 사망률이 낮다는 결과들이 발표되고 있어 주목된다. 그러나 포도주가 다른 술에 비하여 더 효과적인지에 관해서는 아직 이견이 많다.

덴마크에서의 한 연구에서는 음주와 사망률의 관계를 비교하면서 술의 총섭취량과 사망률이 J형의 커브를 보인다고 하였다. 즉 소량의 음주자는 사망률이 낮지만 대량의 음주자는 오히려 사망률이 높다는 것이다. 여기에서 소량의 음주자라고 함은 1주일에 3~5번 포도주 1잔, 맥주 1잔, 양주 1잔, 소주 2잔 정도의 술을 마시는 것이라 할 수 있다.

소량의 음주는 특히 관상동맥 질환의 사망률을 감소시키는 것으로 알려져 있다. 이 관상동맥 질환에 의한 사망률은 술을 소량 마시는 사람에게서 사망률이 24% 정도 감소하였다고 하였다. 그러나 음주는 암의 사망률에는 나쁜 영향을 미치는 것으로 알려져 있다.

소량의 음주는 심장에만 영향을 주는 것이 아니라 뇌졸중을 감소시킨는다는 연구결과도 있다. 과음은 출혈성 뇌졸중을 증가시키지만 소량의 음주는 비출혈성 뇌졸중 즉 뇌경색을 감소시킨다는 것이다.

7. 비아그라와 심장병

✚ 발기 부전과 심장질환

요즈음에 환자들로부터 발기부전 치료제인 비아그라에 관한 질문을 많이 받는다. 비아그라는 원래 협심증 같은 허혈성 심장질환의 치료제로 개발로 시작되었다가 발기부전에 오히려 효과가 있는 약으로 발견되어 개발된 약이다. 따라서 발기 부전과 심장의 관상동맥 질환은 서로간에 고려해야 할 점이 많다.

발기 부전의 원인이 되는 것들과 관상동맥 질환의 주요 위험인자 들은 공통되는 것들이 많다. 고혈압, 당뇨, 고콜레스테롤 혈증, 흡연 등이 발기부전과 관상동맥 질환을 모두 야기시키는데 큰 영향을 미치는 주요한 위험인자이다. 따라서 발기부전 환자의 경우는 정상인들보다 허혈성 심장질환이 동반되어 있을 가능성이 훨씬 높고, 반대로 허혈성 심장질환이 있는 환자의 경우도 발기부전이 동반되어 있을 가증성이 많다. 실제로 심근경색증을 앓은 환자의 60% 정도가 발기부전이 동반되어 있는 것으로 알려지고 있다. 이 환자들은 물론 심근경색증을 앓은 후 성생활이 심장에 나쁜 영향을 끼칠지도 모른다는 심리적 위축으로 발기가 되지 않는 경우도 있지만 실제로 문제가 있어서 발기가 되지 않는 경우도 상당수를 차지한다.

고혈압 때문에 고혈압 치료 약을 먹는 환자 가운데 발기부전을 호소하는 사람들이 가끔 있다. 고혈압 치료제 가운데 베타차단제가 특히 발기부전을 유발하는 경향이 있고 드물게는 칼슘길항제가 발기부전을 유발하기도 한다. 이때 이러한 환자가 협심증으로 나이트레이트 제제를 사용하고 있지 않다면 비아그라를 사용할 수 있다.

✚ 심장병 환자의 성생활

성행위를 하나의 운동행위로 간주할 때 성행위가 심장에 미치는 영향은 약간 심한 운동을 할 때 심장에 나타나는 변화와 같다고 할 수 있다. 정상인에게서 성행위로 인해서 심장에 문제가 생길 가능성은 거의 없다. 하지만 성행위를 운동을 하는 것과 같다고 생각할 수 있으므로 기왕에 허혈성 심장질환 환자의 성행위는 심근 허혈을 유발할 수 있는 환자의 운동량을 결정하는 것이 중요하다. 또한 성행위가 과도하여 혈압과 맥박의 상승이 심장에 허혈을 야기시킬 만큼 과도하면 흉통이 유발될 수 있다.

성행위시 심근경색증이 발생될 빈도는 아주 낮다. 심근경색증 환자 중 운동과 관련되어 심근경색증이 나타나는 경우가 전체 환자의 약 4%에 비하여 성행위와 관련되어 심근경색증이 나타나는 경우는 0.9%에 불과하다. 성행위와 연관되어 발생하는 급성 심근경색증은 성행위 후 2시간 이내에 대부분 발생한다.

복상사는 매우 드물게 볼 수 있는데 그 원인이 무엇인지 정확하게 말하기는 힘들다. 하지만 심실성 부정맥에 의해 야기될 가능성을 생각해 볼 수 있다. 이런 경우 주로 배우자 이외의 파트너와 성행위를 가질 때 많이 야기되는 것으로 알려져 있다.

심장병이 있는 사람들에서 성행위시의 주의할 점들은 다음과 같다.

- 기존에 협심증이나 심근경색증이 있는 환자의 경우는 운동부하 검사를 통하여 심장 허혈이 올 수 있는 맥박수 및 운동량을 가능하고 성행위를 그에 맞춰 점진적으로 하는 것이 좋다. 즉 먼저 마스터베이션 또는 애무를 통하여 심장에 어느 정도 부담이 가는지를 가늠해 보고 만약 이 단계에서 전혀 문제가 되지 않는다면 그 다음 단계로 넘어갈 수 있을 것이다. 또한 성관계시 체위를 어떻게 가지는가 하는 것도 심장의 부담을 줄일 수 있는 한 가지 방법이 된다.
- 심근경색증 후 2개월 이내에는 성관계를 금한다.
- 과식 후, 과음 후를 피한다.
- 혼외 성관계를 피한다.

✚ 비아그라 어떻게 사용할까?

발기부전 치료제인 비아그라가 발기 현상을 발생시키는 이유는 남성의 성기

(음경)가 주로 근육과 혈관으로 되어 있는데 혈관을 확장시켜 음경 내의 혈액 양을 증가시키기 때문이다. 따라서 비아그라는 성욕 촉진제는 아니다.

비아그라를 적절하게 사용하면 안전한 약물이고 순환계에도 미치는 영향이 미미하다. 비아그라가 위험할 수도 있다는 것은 다음 두 가지 이유에서 이다.

첫째, 비아그라가 정상적으로는 혈압을 약간만 강하시키지만 어떤 조건에서는 혈압을 많이 강하시킬 수 있다는 점이다.

둘째, 비아그라의 복용으로 인하여 과도한 성생활을 시작함으로써 기왕에 있는 심장혈관 질환을 악화시키거나 성관계에 의해 혈압이 과도하게 상승함에 따라 뇌졸중과 같은 부작용을 야기시킬 수 있다는 것이다. 사실 둘째번 부작용은 비아그라 자체의 부작용이 아니라 갑자기 운동량을 늘린 것 때문에 생기는 부차적인 결과로 생각해야 한다.

비아그라는 심장병 중에서 협심증이나 심근경색증으로 인해 나이트레이트 제제나 니트로글리세린과 같은 약을 복용하고 있는 사람에서는 약을 같이 사용할 수 없다. 왜냐하면 이와 같은 나이트레이트 제제등은 혈관을 확장시켜 주는 약인데 똑같이 혈관확장 작용을 가진 비아그라를 사용하면 지나친 혈관확장과 저혈압을 유발할 수 있기 때문이다. 또한 비아그라를 사용 후에는 나이트레이트 제제를 24시간 이내에 사용하지 말아야 한다.

비아그라 사용 후에 나타날 수 있는 부작용들은 두통, 소화불량, 안면홍조 등이 있으나 대개 큰 문제는 없다.

8. 어지러움증

우리 주변에 '어지럽다'는 증상을 호소하는 분들이 많다. 하지만 정확한 진단 없이 빈혈이 있다거나 기가 허약하다는 판단아래 효과적인 치료를 받지 못하고 고생하는 경우가 있다. 예전에 경험하지 못한 어지러움이 생기면 확인이 필요하다. 특히 주위가 빙글빙글 돌면서 구토 증이 동반되거나 가만히 있어도 땅이 움직이거나 몸이 기울어져 있는 것처럼 느껴지면 치료가 필요하다.

뇌경색 초기에는 어지러움만 있는 경우가 있다. 고혈압, 당뇨병, 고지혈증 등의 뇌혈관 위험인자를 가진 50세 이상인 사람에서의 어지러움증은 뇌졸중을 의심할 수 있다.

일반적으로 어지러움증의 원인은 뇌경색이나 뇌종양 등 뇌에서 기인하는 경우, 귀에서 기인하는 경우, 그리고 부정맥 등 심장 혈액순환에 기인한 경우 등 3가지 요인에 의해 발생한다.

✚ 양성돌발성 현훈(이석증)

병적인 어지러움의 약 50%를 차지한다. 우리 몸에서 귀는 소리를 듣는 기능 외에 평형감각을 유지하는 역할을 한다. 이 평형감각을 유지하는 전정기관 안에 들어 있는 이석, 즉 돌가루가 여러 가지 이유로 떨어져 나와 세반고리관 안에 들어감에 따라 돌발적으로 특정 체위 또는 자세에 따라 어지러움이 생긴다. 머리를 움직일 때마다 심한 어지러움이 순간적으로 나타났다가 사라지는 것이 특징이다.

이석증은 남성보다 50대 이후 중년여성에게 잘 생기고, 감기 후에 잘 발생하며, 칼슘이 부족한 골다공증과 관계가 있다. 치료는 환자 머리를 돌리거나 자세를 잡아주는 '위치교정술'을 이용하면 90% 이상이 호전된다. 치료 받은 사람의 30~40% 정도가 재발할 정도로 재발이 잘 되지만 1~3회 정도 재발한 뒤에는 더 이상 생기지 않는다.

✚ 전정신경염

갑작스럽게 한쪽 귀의 전정신경에 염증이 생겨 돌발적으로 어지러움, 메스꺼움, 구토 등이 나타난다. 감기 증상을 동반하는 경우가 많으며, 봄과 이른 여름에 유행성으로 잘 나타난다. 바이러스 감염이 가장 유력한 원인이다. 주로 중년 이후에 갑자기 나타나며, 양쪽 보다 한쪽 귀에만 나타나는 경우가 많다. 초기에 약물치료를 하고 3~4일이 지나면 몸을 좌우로 많이 움직이는 운동을 통해 전정 재활치료를 하면 대부분 좋아진다.

✚ 메니에르병

이 병의 원인은 아직 정확히 밝혀지지 않았으나 세반고리관 내 림프액의 압력이 증가해서 어지러움이 나타난다. 어지러운 증상은 20~30분에서 수 시간까지 지속되기도 하지만, 대개 24시간을 넘기지 않는다. 치명적인 합병증은 없지만 어지러움이 반복적으로 나타나는 것이 특징이고, 청력이 점차 손실되는 경우가 있다.

치료를 위해서는 소금이 적은 음식 섭취가 매우 중요하다. 카페인과 담배,술, 초콜릿의 섭취를 줄이는 것도 도움이 된다. 이뇨제와 같은 약물치료를 한다.

✚ 뇌경색

뇌의 뒤쪽에 있는 소뇌에 혈액순환이 좋지 않을 때 중심을 잡지 못하는 어지러움이 나타난다. 주위가 빙빙도는 어지러움이 뇌경색의 전조 증상이다. 고혈압, 당뇨병, 고지혈증 등의 뇌졸중의 위험인자가 있는 사람이 수분간 어지러움이 발생한다면 병원에 속히 방문하여 확인하여야 한다.

✚ 뇌종양

뇌에 종양이 있는 경우 어지러움이 생길 수 있다. 어지러움 뿐만 아니라 말이 어둔하거나, 물건이 둘로 보이거나 한 쪽 팔과 다리, 얼굴에 힘이 없거나 감각이 저하되는 등 신경증상이 동반하기도 한다. 진단은 머리 MRI(자기공명영상) 촬영으로 한다.

✚ 편두통성 현기증

주로 젊은 여성에게 나타나며 반복적인 두통과 어지러움이 동반된다. 두통이 주로 머리 한쪽에서 욱신거리며, 소화가 잘 안되거나 구역질 등의 증상이 동반된다. 눈 앞의 시야가 보이지 않거나 체크무늬처럼 보이는 시각증상이 동반되기도 한다. 두통이 있을 때 밝은 불빛이나 소음 등을 피하려는 경향을 보인다.

10장
미래의 심장병 치료

1. 심장이식
2. 심장병에서의 혈관신생 유전자치료
3. 줄기세포를 이용한 심근세포 재생 치료
4. 인공 심장

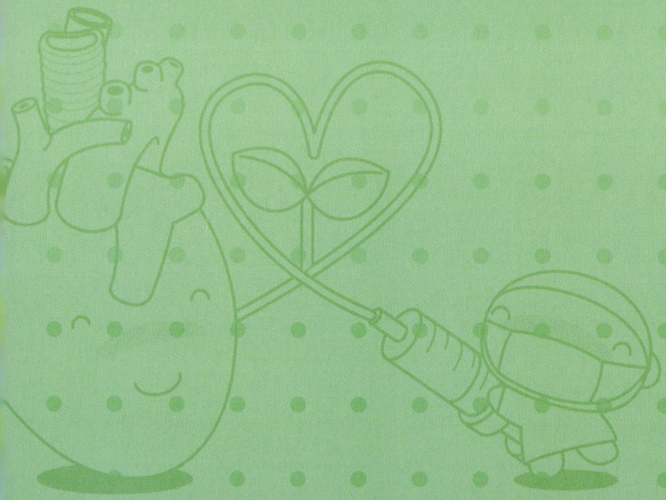

10_ 미래의 심장병 치료

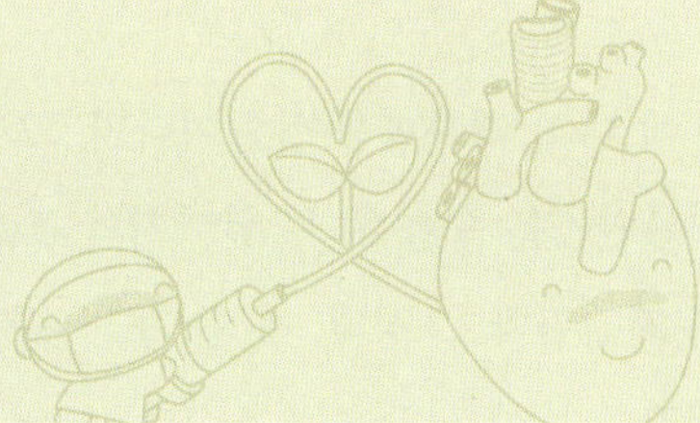

1. 심장이식

심장의 문제가 있을 때 여러 방법으로 수술이 가능하지만 심장 근육의 넓은 부위가 불가역적으로 손상된 심한 심부전증이 있거나 확장성 심근증에서 시행될 수 있다. 현재 심장 치료에서 마지막으로 해 볼 수 있는 방법이라고 할 수 있다. 심장이식 수술은 뇌사에 빠진 환자의 건강한 심장을 이식하여 주는 방법입니다. 1967년 남아 공화국 바나드 박사에 의해 최초로 성공되었고 국내에서는 1992년 시작되었고 아직 법적으로 뇌사 문제 등이 확실히 되지 않아 많이 시행되고 있지는 않다.

심장이식의 적응이 되는 것은 심장질환의 말기 환자로서 다른 어떤 치료법도 효과가 없을 때이다. 약물 치료를 최대한으로 하는데도 상태가 좋지 않아 병원에서 퇴원할 수도 없고, 1년 이상 살기 어렵다고 판정되면 시행할 수 있다.

선천성 심장기형이 있는 경우에 폐에도 영향을 미쳐서 폐동맥에 심한 고혈압이 오는 수가 있다. 또한 원인 불명으로 폐동맥 고혈압이 오는 수가 있다. 이때 상태가 극도로 악화되면 폐와 심장을 동시에 이식하는 경우도 있다.

수술의 가장 큰 문제점은 다른 사람의 폐나 심장을 이식하는 것이기 때문에 수술 후에 발생할 수 있는 거부반응이다. 이 거부반응이 발생하면 심장과 폐의 기능이 다시 악화하게 되고 심하면 사망할 수도 있다. 따라서 이 거부반응을 방지하려면 수술 후 얼마 동안 면역억제제, 스테로이드 호르몬 등이 사용되며, 그

후에 다시 거부반응이 일어나면, 그 때 다시 이들 약제를 반복해서 사용한다. 거부반응은 수술 후 두 달까지의 조기에 발생되는 일이 많고, 진단은 심전도에서 저전위차, 부정맥, 제3음 또는 4음의 출현 등으로 가능하지만, 목에 있는 경정맥을 통한 심장근육 조직세포 검사를 하면 진단은 확실하다. 감염은 면역억제제를 사용하기 때문에 합병증으로 발생되기 쉬우므로 환자를 격리하고 강력한 항생제를 투여한다. 한편 이식심장의 관상동맥경화증은 만기 사망의 주요 원인으로, 지속적인 식이요법, 항응고요법 등에 기대를 걸고 있다.

2. 심장병에서의 혈관신생 유전자치료

동맥경화증으로 인한 심장의 관상동맥 질환이나 말초동맥 질환 환자에서는 동맥이 막혀서 심장이나 다리에 혈액순환이 충분치 않으며 이러한 상태를 '허혈' 이라고 한다. 혈관신생(angiogenesis) 유전자치료란 관상동맥 질환이나 말초동맥 질환 환자에게 혈관신생 유전자를 투여함으로써 머리카락과 같은 작은 혈관을 많이 만들어 이전에 혈액이 가지 않던 허혈부위에 혈액의 공급을 재개시키는 방법을 말한다. 이 방법을 이용한 치료로서 현재 심장 관상동맥 질환과 말초동맥 질환에서는 동물실험에서 좋은 결과를 얻고, 실제 환자에서 이루어지는 임상시험이 진행되고 있다.

혈관신생 유전자치료는 혈관내피세포 성장인자인 VEGF라고 하는 유전자를 허혈증상이 있는 말초동맥질환 환자의 다리에 주사하면 미세한 혈관망이 자라서 막힌 혈관 주위에 우회통로를 만들고자 하는 것이다. 이렇게 되면 환자들은 허혈부위의 통증이 개선되고 사지의 절단이 필요한 환자에 서 절단을 피할 수 있었으며 통증의 감소를 위하여 쓰이던 진통제의 복용도 획기적으로 줄 일 수 있다. 허혈성 관상동맥질환을 가진 환자에서의 VEGF 유전자요법도 현재 동물실험을 거쳐서 인체 임상시험이 시행 중에 있으며 현재까지 결과는 말초동맥질환의 경우와 마찬가지로 매우 효과적인 것으로 알려지고 있다.

유전자치료는 지금까지 큰 부작용을 일으키지 않는 안전한 치료로 알려져 있다. 그러나 유전자 치료는 아직까지 보고된 적은 없지만 이론적으로 가능한 부작용이 있는데, 가장 중요한 것은 환자의 몸에 어떤 종류의 종양이 있는 경우 이 종양의 성장을 촉진할 가능성이 있다는 것이다. 하지만 이것은 없던 종양을 새로 생기게 하는 것이 아니므로 사전에 종합 신체검사를 통하여 종양을 선별해 내면 이런 부작용을 줄일 수 있다.

또한 당뇨병성 망막질환이 있는 경우 유전자 치료로 인해 망막증이 악화될 가능성이 있는데 이런 경우 역시 보고되지 않았다. 유전자 치료 후 유전자를 투여 받은 부위에 부종이나 혈관확장이 나타날 수 있는데 이것은 거의 모든 환자에서 일어나게 되며 이러한 부종이나 모세혈관 확장은 심각한 것은 아니고, 시간이 지나면 저절로 좋아지게 된다.

3. 줄기세포를 이용한 심근세포 재생 치료

최근에 인간복제 배아 문제가 뉴스메체에서 보도되면서 이것과 연관된 줄기세포와 그것의 이용에 관한 관심이 높아지고 있다. 줄기세포란 근육, 뼈, 피부 등 갖가지 신체조직으로 전환할 수 있는 무한한 잠재력을 가진 모세포로 과학자들은 언젠가는 이를 이용해 손상되거나 기능이 정지된 장기를 교체할 수 있기를 기대하고 연구해 왔다.

의학계는 오래 전부터 심장마비나 기타 질환으로 손상된 심장은 다른 장기들 처럼 손상된 조직을 재생시킬 수 없다고 믿어 왔다. 그러나 최근에 지금까지의 학설을 뒤엎고 심장이 자체 수리 능력이 있다는 놀라운 증거가 발표되어 화제가 되고 있다. 최근 미국의 한 연구팀은 줄기세포의 특성을 지닌 원시세포가 이식된 심장으로 이동해 새로운 심근과 혈관을 만든다는 사실이 사망한 심장이식 환자의 검사를 통해 확인되었다고 밝혔다. 이 연구팀의 안버사 박사는 여성의 심장을 이식받은 남성 환자 8명이 사망한 후 이식된 심장과 이식수술 때 제거되고 남은 환자 자신의 심장부분에서 조직샘플을 채취, 검사한 결과 이식된 여성심장에 남성의 Y염색체 세포가 들어와 있다는 것을 발견하였다. 이 연구에서는 환자 자신의 심장 중 남은 부분과 이식된 여성의 심장에서 모두 줄기세포의 특성을 지닌 원시세포의 흔적이 발견된 것으로 보아, 이는 손상된 심장을 수리하는데 이용할 수 있는 심장 줄기세포가 존재한다는 강력한 증거가 되기도 하였다. 이와 같이 심장에서 자체 재생능력이 있음이 알려지면서 심각한 심부전환자에서 이와 같은 현상을 이용한 치료가 기대되고 있다.

우리나라에서 성인병이 증가추세에 있고 식생활을 비롯한 생활양상이 서구를 닮아가면서 심근경색증, 심부전증의 유병율이 급격히 증가하고 있다. 그러나 심장이식술은 심장을 제공할 수 있는 공여자의 한계와 함께 성공적인 심장이식 후에도 예후 및 관리의 어려움, 고비용으로 인한 사회, 경제적인 제약이 많다. 심근세포의 이식은 급성, 만성적으로 손상된 심장 근육의 회복을 기대할 수 있고, 또 나아가 혈관의 재생성을 유발시키고 기존 심근세포와의 융합으로 결과적으로 회복 불가능했던 심장 근육의 기능을 회복시킬 수 있다는 점에서 특히 매력적이라고 하겠다.

4. 인공 심장

말기 심장질환 환자에서 여러 가지 약물치료나 수술적 치료에서 더 이상 좋아지지 않고 악화되는 상황에서는 마지막으로 심장이식과 인공적 심기능 대체장치를 사용하는 것 중 하나를 선택하여야 한다. 그러나 심장이식의 경우에는 반드시 심장을 기증하는 사람이 있어야 한다. 미국의 경우 심장이식을 기다리고 있는 환자 중 실제 심장이식을 받는 경우는 전체 이식대상환자의 10% 내외인 것으로 알려져 있다. 따라서 나머지 대부분의 환자는 후자의 방법에 의지해야 한다.

현재 개발되어 임상적으로 사용되고 있거나 동물실험 중에 있는 인공적 심장기능 대체장치를 기능적으로 분류하여 보면 크게 전취환 인공심장(Total Artificial Heart, TAH)과 심실보조장치(Ventricular Assist Device, VAD)로 나눌 수 있다.

심실보조장치는 심방벽과 대동맥을 작은 관을 통해 혈액펌프에 연결시킨 후, 심실의 혈액 박출을 보조해 주는 장치이다. 혈액의 박출시에는 대동맥에 연결된 판막이 열려 혈액을 공급해 주고, 이완시에는 심실에 연결된 판막이 열림으로 혈액이 유입되는 원리로 작동한다. 주로 좌심실에 걸리는 부하가 크기 때문에, 좌심실의 기능에 이상이 생긴 환자가 많으며, 따라서 좌심실 보조장치가 보편적으로 사용되고 있고, 때에 따라서는 우심실 보조장치나 좌우 심실의 박출운동을 보조해 주는 양심실 보조장치 등이 심실 보조장치로 사용되기도 한다.

인공심장이나 심장보조 장치 등은 아직 여러 가지 형태로 개발되고 있고 동물실험을 통해 그 효과와 안정성에 관한 연구가 활발히 진행되고 있다.

심장병을 이기는 베스트 7가지

1 심장관리, 빠를수록 좋다

우리 몸에서 동맥경화증은 생각보다 일찍 시작된다. 일반적으로 20~30대 때부터 서서히 진행되기 시작된다. 1950년에 발생한 625전쟁에서 전사한 미군 병사들을 부검해 보니 77%에서 이미 동맥경화증이 시작되었다. 당시 미국 의학계의 충격은 대단했다. 이처럼 동맥경화는 일찍부터 시작되지만 혈관은 50~70% 이상 좁아지지 않으면 증상이 없다. 결론적으로 동맥경화는 일찍부터 시작되지만 단지 증세가 50대 이후에 나타나는 것이다. 따라서 이러한 동맥경화가 생겨서 진행되는 것을 예방하는 것은 일찍부터 필요한 것으로 동맥경화의 위험인자인 고혈압, 당뇨, 고지혈증, 비만, 흡연 등의 관리 및 예방이 중요하다고 하겠다.

2 하루 40분 걷기

혈액을 깨끗하게 하는 데 가장 효과적인 방법은 운동이다. 혈액은 흐르는 물과 같아서 천천히 흐르거나 한곳에 정체되어 있으면 안 된다. 운동으로 혈액이 온몸을 빠르게 순환하면 혈액 내 나쁜 물질이 걸러지고 좋은 물질은 늘어난다.

미국에서 1만3천여명을 대상으로 8년간 연구한 '운동습관과 사망률'의 상관관계는 우리에게 많은 것을 시사해준다. 하루 30-60분씩 주 4-5회 걷는 수준의 '운동그룹'이 '비운동그룹'보다 사망률이 60% 적었다. 규칙적으로 걷기만 한 것만으로도 건강상 이익을 얻을 수 있다는 것이다. 운동을 하는 비만인이 운동하지 않는 마른 사람보다 심장병 등으로 사망할 확률이 더 낮다는 연구결과도 있다.

운동은 걷기, 달리기, 에어로빅, 자전거타기 같은 유산소 운동과 근력운동을 7대3 정도로 하는 것이 좋다.

3 혈압 '나이 먹으니 다 그러겠지!' 아니다

혈압은 나이가 들수록 높아지는 경향이 있다. 그 이유는 나이가 들어가면서 혈관의 신축성이 떨어지는 등 노화현상이 진행되기 때문이다. 그런데 혈압 높은 것을 그냥 두면 그것 때문에 혈관이 손상되는 정도가 심해지게 된다. 따라서 나이와 관계없이 혈압은 120/80mmHg을 유지해 주는 것이 좋다. 고혈압의 기준 및 치료지침도 나이와는 전혀 관계없이 측정한 혈압이 얼마인지 또한 합병증이 시작되었는지에 관해서만 나와있는 것이다.

4 당신의 **콜레스테롤**은 얼마입니까?

얼마전 '자신의 콜레스테롤 수치를 알자(Know Your Cholesterol)' 는 캠페인을 대한심장학회에서 벌인 적이 있었다. 요즈음은 거의 모든 사람들이 혈액검사 정도는 하기 때문에 유심히 보면 본인의 콜레스테롤치가 얼마인지 알 수 있다.

총콜레스테롤 수치는 200mg/dL 미만이 가장 바람직하다. 일반적으로 혈중 콜레스테롤 수치가 낮을수록 좋으며, 적어도 200mg/dL 미만인 것이 좋다. 콜레스테롤에는 좋은 콜레스테롤(HDL 콜레스테롤)과 나쁜 콜레스테롤(LDL 콜레스테롤)이 있는데, HDL 콜레스테롤은 40mg/dL 이상, LDL 콜레스테롤은 130mg/dL 미만이 바람직하다.

5 자주 **친구 만나고,** 모임에 빠지지 말기

스트레스가 심혈관 질환과 당뇨병을 일으키는 것은 잘 알려져 있다. 스트레스를 받으면 이에 대항하기 위해 혈액 내 산화 스트레스가 증가하고, 이 산화 스트레스는 혈액 내 염증 물질을 만들어내기 때문이다.

이러한 스트레스를 해소하는 가장 좋은 방법은 사람들과 어울리는 것이다. 친구가 없는 사람이 가장 스트레스에 취약하다고 할 수 있다. 사람들과 어울려 대화하다 보면 긴장과 스트레스를 완화시킬 수 있다. 스트레스를 해소하는 두 번째 방법은 운동이나 취미생활이다.

6 등푸른 생선과 신선한 과일 먹기

동맥경화증을 예방하기 위해서는 고지방, 고칼로리 음식을 피해야 하는 것은 기본이다. 대신에 좋은 지방산 즉 오메가-3 지방산이 풍부한 연어나 고등어 같은 생선을 먹는 것이 좋다. 오메가-3 지방산을 하루 1g씩 먹으면 심장질환을 일으키는 혈중 중성지방 수치를 낮추는데 효과적인 것으로 알려져 있다. 고등어 한 토막을 먹으면 오메가-3 지방산 1g을 섭취할 수 있다.

최근에는 오메가-3 지방산이 급사(돌연사) 예방에도 효과가 있다는 논문도 나오고 있다. 오메가-3 지방산은 동맥경화반이나 심근세포막을 안정시키는 효과가 있기 때문에 급작스러운 혈관 파열이나 심장마비를 일으키는 부정맥의 발생을 줄이는 것으로 보고되고 있다.

오메가-3 지방산외에 신선한 과일에 많은 비타민과 항산화제도 혈관에 좋은 효과가 있다.

7 적당한 음주는 동맥경화 예방에 좋다

적당량의 와인이 심장병 발병을 억제한다는 것은 여러 연구 결과를 통해 입증된 사실이다. 그러나 와인이 심장병을 치료하는 것은 아니다. 와인뿐 아니라 다른 술도 적당히 마시면 심장병 예방 효과가 있다. 단 맥주는 탄수화물이 많아 예외다. 적당량이란 차이가 있겠지만 남성의 경우 2-3잔, 여성의 경우 1-2잔 정도이다.

아스피린은 저용량(약 100mg)을 하루 한번 사용할 경우 심근경색 같은 심장병을 예방하는 효과가 있다. 세계보건기구와 미국심장협회는 2008년 이를 공식적으로 발표하였다. 고지혈증 환자 들에서 치료제로 사용했던 스타틴 계열의 약물도 최근에 미국 하바드대 연구팀이 심장병 예방효과가 있다는 연구 결과를 내놓기도 했다.

그러나 모든 사람들이 이들 약물을 복용할 필요는 없다. 뇌나 심장혈관질환을 갖고 있거나 이들 질환의 위험성이 높은 사람에게는 효과가 있으나 위험이 없는 사람은 출혈, 위장장애 등 부작용을 고려해야한다. 고혈압이 있으면서 비만, 당뇨병을 같이 가지고 있는 사람이나 고혈압이 있으면서 40대 이상이고 담배를 피우는 사람은 아스피린이 도움이 된다.